Al otro lado del bisturí

Dra. Gloria Villalba

Al otro lado del bisturí

Dilemas y reflexiones de una neurocirujana

SINE QUA NON

Papel certificado por el Forest Stewardship Council®

MIXTO
Papel | Apoyando la silvicultura responsable
FSC® C117695

Penguin Random House Grupo Editorial

Primera edición: marzo de 2025

Printed in Spain – Impreso en España

ISBN: 978-84-666-7936-7
Depósito legal: B-630-2025

Compuesto en Llibresimes, S. L.

Impreso en Rodesa
Villatuerta (Navarra)

BS 7 9 3 6 7

ÍNDICE

Qué belleza guardan aquellos que no encuentran su lugar fácilmente entre tanta gente. Tal y como está el mundo, es un privilegio no encajar.

Alejandra Pizarnik

PRÓLOGO

No lo niego. Cuando me propusieron escribir este libro, mi primera reacción fue no aceptar. Me parecía un ejercicio demasiado ambicioso para alguien sin experiencia en redactar libros divulgativos y que solo se dedica a trabajar como neurocirujana en un pequeño hospital catalán. Pero, por el camino, acontecieron algunos hechos que hicieron aflorar en mí nuevos pensamientos que me llevaron a cambiar de opinión y aceptar el encargo de escribir estas páginas.

Quizá podría resultar útil para alguien, pensé. O sería una buena forma de homenajear a los pacientes y sus familias. E incluso ayudaría a responder a preguntas o prejuicios con los que me he encontrado durante estos años de profesión: «Cuando no operáis, ¿vosotros qué hacéis?», «Los neurocirujanos solo pensáis en operar», «Os falta humanidad», «Solo os interesa facturar», «Qué bonito sería operar un cerebro», «Qué satisfacción sentirás cuando operas a alguien, ¿no?», «Qué suerte tendrás por ser mujer y neurocirujana»... En ese libro podría contestar a todo eso.

Estoy convencida de que uno es como profesional como lo es como persona. Ni más ni menos. Así que este libro muestra una visión de la neurocirugía muy personal, tal y como yo la vivo. Seguramente, habrá más especialistas con experiencias similares a las mías y otros tantos que transiten por esta disciplina de una manera bien distinta. No aspiro tampoco a un *quorum* imposible. Estas páginas recogen, simplemente, una óptica global de la profesión y la vida desde mis vivencias como neurocirujana.

Supe que quería ser médico a los catorce años. No era por tradición familiar ni nada parecido: no había nadie de mi familia que se dedicase a esto y, de hecho, si llegaba a la facultad, sería la primera en casa con estudios universitarios. Lo que buscaba era una profesión en la que pudiera estar siempre estudiando y, al mismo tiempo, ayudar a las personas con mi trabajo. Y la medicina cumplía esos requisitos.

Cuando echo la vista atrás pienso que nunca se me ocurrió preguntarles a mis padres qué les parecía a ellos, cómo lo veían. Medicina era una carrera larga y tenía pocas opciones de compaginarla con un trabajo (había clases la mitad del día y prácticas la otra mitad), así que dar el salto a estos estudios implicaba, *de facto*, que ellos hiciesen el esfuerzo de mantenerme durante esos años. Somos una familia humilde y eso lo tenía bien claro, así que no se me ocurrió pedir ningún extra durante la carrera.

En aquellos primeros años de universidad, me maravillaron todas las clases que tenían que ver con el cerebro, en todas sus versiones. No había ningún otro órgano que me deslumbrase más. Y la pasión por esta disciplina alcanzó su culmen cuando conocí, como estudiante en prácticas, a los primeros pacientes neuroquirúrgicos. Sus historias, el recorrido para llegar al diagnóstico y las cirugías para tratarlos me fascinaron. Me gustaron tanto, que pedí quedarme todo un verano con los neurocirujanos. No me hacían falta vacaciones, estaba bien allí. Y lo tuve claro: quería dedicarme a eso.

Pasaron los años y llegó el examen mir (la prueba de acceso para optar a la formación de una especialidad médica en un hospital español). Por aquel entonces, para la especialidad de Neurocirugía, había solo doce plazas y, por suerte, pude escoger una de ellas. En cuanto llegué de Madrid a Barcelona, tras haber elegido la plaza de residente de Neurocirugía, me presenté en el hospital y pregunté si podía comenzar a trabajar antes de lo previsto, aunque fuese sin cobrar, no me importaba. También me daba igual quedarme sin vacaciones. Quería comenzar a aprender inmediatamente.

Cumplir años es maravilloso porque te conviertes en la persona que deberías haber sido siempre. Así que, a mi edad, estoy en disposición de distinguir en qué cosas me equivoqué y dónde acerté: no erré al emprender el camino de la neurocirugía, especialidad de la que sigo enamorada como aquel día de mi primera práctica en un quirófano; pero quizá sí fallé al haberme quedado en España porque, en otros países, ser muy trabajador y entusiasta en tu profesión te abre un camino de oportunidades para hacer más cosas, crecer y prosperar; aquí, eso no siempre es suficiente. A veces, cuando comento en voz alta esta sensación de vivir en el lugar equivocado, las personas que mejor me conocen intentan animarme diciéndome que, de otra manera, mis pacientes no serían tan afortunados. Esa es una de las pocas condescendencias que me tomo a bien. E intento creérmela.

En este libro se han recopilado doce historias, cada una dedicada a un paciente. Esto no significa, en absoluto, que los demás pacientes que he atendido no tengan vidas dignas de ser contadas, pero por motivos de espacio he tenido que seleccionar solo unas pocas de tantas crónicas de vida que alguna vez se cruzaron conmigo. De unos y otros, los que están aquí y los que no, me acuerdo como el primer día y me acompañan siempre.

Todos los protagonistas de estas historias que en adelante se relatan han autorizado su publicación. Algunos han decidido mantener sus nombres reales y otros han preferido escoger uno ficticio para preservar su anonimato. En cada capítulo, el eje principal es un paciente con una enfermedad neuroquirúrgica, pero el relato intenta superar la propia historia clínica para desentrañar qué ocurre más allá del diagnóstico y del tratamiento. Porque no solo somos pacientes, familiares y médicos, sino personas con caracteres, sentimientos y formas de ver el mundo bien distintos.

Lo mejor de ser neurocirujana es poder ayudar a los pacientes o, al menos, intentarlo cada día. Y no solo en la mesa quirúrgica, activando y desactivando complejos y fascinantes circuitos cerebrales, sino también desde la perspectiva más filosófica, emocional y espiritual de las relaciones entre los seres humanos. Finalizo este párrafo y el prólogo entero parafraseando a Friedrich Nietzsche: «Aquellos que fueron vistos bailando fueron llamados locos por quienes no podían escuchar la música».

1

«DOCTORA, VENGO A QUE ME PONGA UNOS ELECTRODOS EN EL CÍNGULO»

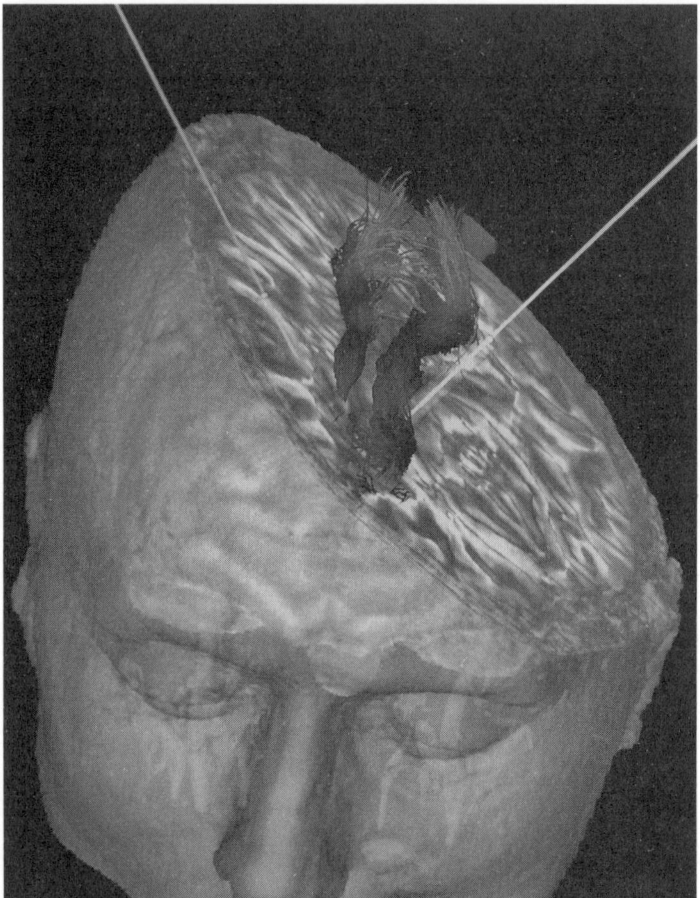

En la película *Lawrence de Arabia,* hay una escena que define a la perfección lo que ocurre cuando se colocan unos electrodos en el cíngulo del cerebro para tratar el sufrimiento ocasionado por el dolor neuropático del paciente. En esa secuencia del filme, Lawrence de Arabia apaga una cerilla con los dedos sin ningún tipo de mueca de dolor... ni se inmuta. Otro personaje lo intenta y grita del dolor que le produce el contacto con el fuego. Muy sorprendido, este último le pregunta al protagonista que cómo consigue no sentir dolor. Lawrence responde: «Hago que no me importe que me duela».

¡Qué maravilla de frase! Resume muy bien lo que los pacientes con dolor neuropático contestan al preguntarles cómo se encuentran después de la cirugía de estimulación cerebral profunda (DBS, por sus siglas en inglés) en una parte concreta del cerebro (el cíngulo) para intentar tratar el componente afectivo del dolor.

El dolor neuropático se produce por una lesión —originada por una cirugía, un accidente o una enfermedad, por ejemplo— en el sistema nervioso (el cerebro, la médula espinal o los nervios del cuerpo). Es permanente, las veinticuatro horas del día y cuando es crónico y no responde a ningún tipo de fármacos se convierte en una verdadera pesadilla para el paciente, provocando, en la gran mayoría de los casos, un estado depresivo y ansioso que aún empeora más la percepción del dolor.

Los pacientes con dolor crónico son, en mi opinión, grandes incomprendidos, porque su mal no se ve en una resonancia ni en ninguna prueba médica donde se pueda objetivar. Cuando la gente ve al paciente, si tiene buen aspecto y carece de problemas neurológicos evidentes (caminar, hablar, ver...), suele minimizar las trabas que padece y que pueden ser mucho más graves de lo que se aprecia a simple vista. El paciente con dolor crónico grave y refractario a todos los tratamientos, al igual que sucede con una persona con un trastorno psiquiátrico severo, acostumbra a tener un sufrimiento inconmensurable y, a menudo, invisible, que me hace sentir una especial empatía y querer dedicar mi tiempo a intentar ayudarle.

El dolor crónico tiene tres componentes: el sensitivo, que mide la intensidad del dolor; el afectivo, que calcula cómo incomoda a uno ese dolor; y el cognitivo, que valora cuánto de catastrófico es para la persona que lo sufre. La mayoría de los tratamientos para el dolor están enfocados a tratar el componente sensitivo. Sin embargo, en muchos pacientes, el componente afectivo y cognitivo llega a tener más peso que el sensitivo y es el motivo de que algunos pacientes no consigan mejorar pese a los repetidos tratamientos probados.

El cíngulo es la parte del cerebro que más me apasiona. Por su complejidad, por su intrincado laberinto de funciones y por las satisfacciones que puede dar al paciente si se logra modificar su funcionamiento. Tiene forma de C —aunque yo quiero verlo como una G, de Gloria—, se sitúa justo en el centro del cerebro y se encuentra en ambos hemisferios. Se considera una estructura clave dentro del sistema límbico, que es la red anatómica y funcional que rige las emociones y el afecto.

Dentro el cíngulo hay una zona, el cíngulo anterior dorsal, que, según los estudios de imagen de resonancia funcional, está muy activada —por encima de lo que se considera normal— en pacientes con dolor crónico. Esta área se ha relacionado con la importancia que uno le da al dolor que sufre, es decir, con el componente afectivo. En la cirugía de DBS colocamos electrodos en ambos lados del cíngulo anterior dorsal con la intención de que la estimulación con corriente eléctrica provoque una disminución de la activación aumentada de esa zona del cíngulo (como si la inhibiéramos) para normalizar su funcionamiento. Como consecuencia, se espera que al paciente no le incomode tanto el dolor que padece. Esta cirugía, junto al trabajo que realiza el psiquiatra sobre el componente cognitivo, resulta en un tratamiento del paciente con dolor neuropático crónico y muy grave.

Cuando vi a Mireia por primera vez, desconocía quién era. Abrí la puerta de la consulta y pasó una mujer de cincuenta y un años, morena, de mediana estatura. De ella solo sabía su edad y que la habían derivado desde otro hospital para valorar un dolor neuropático refractario. Nada más. Me presenté y, como acostumbro a hacer con los pacientes con largas historias de dolor, le pedí que me explicase su historia para entenderla mejor y ver si podía ayudarla.

Siempre me gusta escucharlos. Que hablen ellos. En ocasiones, cuando les pido que me relaten lo que les sucede, muchos me preguntan si acaso no me he leído su historial médico. Por supuesto que sí, les contesto. Me leo toda la documentación clínica de un paciente antes de visitarlo, pero la manera en la que me narran su propia historia, esa primera persona exponiendo sus vivencias, me puede ofrecer datos que, de otro modo, no podría obtener. En el relato que me brindan de su enfermedad, los pacientes se suelen centrar en lo que consideran más importante, en cómo viven el dolor, cómo les afecta a ellos y a su entorno, qué les gustaría que cambiase y qué estarían dispuestos a hacer. Toda esa información es fundamental para nosotros.

La primera frase de Mireia fue:

—Doctora, vengo a que me coloque unos electrodos en el cíngulo.

Me quedé estupefacta. ¿Quién era esa paciente que, para empezar, ya sabía lo que era el cíngulo? Esta estructura cerebral apasionante es incluso desconocida para muchos médicos. Pero salió de la boca de Mireia disparada, sin titubeos.

—¿Cómo sabe que se pueden colocar electrodos en el cíngulo? —le pregunté sorprendida.

—Lo he visto en la televisión. Y he visto su Instagram. Y he buscado en internet sobre la estimulación del cíngulo —me reveló sin vergüenza—. Sé que en Inglaterra es donde más se ha hecho.

—Bueno, empecemos primero por conocer su historia y veremos cómo podemos ayudarla —le contesté, todavía impresionada por la determinación con la que hablaba.

—Pues, doctora, yo tengo un dolor permanente en la cabeza desde hace muchos años y se hizo realmente insufrible desde que asesinaron a mi padre.

—¿Asesinaron a su padre? —pregunté, desconcertada.

—Sí, ¿no lo sabe?

—Pues no —repuse aún más descolocada—. ¿Tendría que saberlo?

—Mi padre era Ernest Lluch, el que fuera ministro de Sanidad. ETA lo asesinó.

No daba crédito a lo que estaba escuchando. Tenía frente a mí a la hija de Ernest Lluch. Por supuesto que sabía quién era, pero no había asociado el apellido con que la paciente fuese su hija. Ni se me pasó por la cabeza.

Ernest Lluch ejerció de ministro de Sanidad

y Consumo en el primer gobierno socialista de Felipe González (1982-1986). Él fue quien impulsó la Ley General de Sanidad, aprobada en 1984 y que supuso la universalización de la atención sanitaria y la implantación del Sistema Nacional de Salud público, gratuito y de calidad con el que contamos en España. Esta normativa fijó, además, los pilares de un modelo sanitario admirado e imitado por los países de nuestro entorno y que ha supuesto un hito en la sanidad pública.

Lluch fue asesinado por la banda terrorista ETA en el año 2000 de dos disparos en la cabeza. Mireia tenía entonces veintiséis años y el terrible suceso agravó para siempre su dolor físico. El acontecimiento traumático no fue la causa del dolor craneal de Mireia, que ya lo arrastraba de muchos años atrás, pero sí el agravante para que ese sufrimiento se convirtiera en algo constante, las veinticuatro horas del día y sin nada que lo aliviase. Era un dolor desesperante y angustiante.

No resultaba extraño lo que le había sucedido. De hecho, es frecuente que situaciones muy estresantes en la vida de una persona pongan de manifiesto o agraven un problema latente. Y la manera de manifestarse es, a menudo, mediante un problema físico, como puede ser el dolor somático.

Escuché muy atenta toda la historia médica y personal de Mireia Lluch. Dejé que hablase y profundizase en los detalles que consideraba más importantes, de su enfermedad y de su vida. Era una mujer fascinante. E impaciente.

—¿Me va a operar? No aguanto más vivir así —me dijo.

Su angustia se manifestaba en forma de inquietud y desasosiego en sus palabras. Apenas me dejaba hablar. Su personalidad arrolladora, su fuerte carácter y un nivel de sufrimiento llevado al extremo componían una combinación explosiva.

Los pacientes con dolor crónico suelen tener en común largas trayectorias de visitas y tratamientos. Cuando llegan a la consulta del neurocirujano, están ya agotados de la enfermedad, de las consultas, de los médicos y de la vida en general. Sin embargo, cada enfermo es un mundo, con un camino propio y personalidades y caracteres muy particulares, y no hay una sola manera para interactuar y empatizar con ellos.

Mireia buscaba una solución rápida y me incomodaba que pensase que yo tenía un remedio mágico para su mal. Los tratamientos para el dolor crónico no curan el problema nunca, solo intentan mejorar, en mayor o menor medida, su estado de salud o su calidad de vida. Pero crearse falsas expectativas contribuye a que el resultado de ese tratamiento sea un fracaso. Y con Mireia iba a tocar hacer mucho énfasis en la realidad de las opciones de tratamiento y ajustar las expectativas con las que venía o las que podía construir por el camino.

—No es una decisión que se pueda tomar rápido, así sin más —le dije ese primer día en la consulta—. He comprendido su historia y creo que quizá podríamos intentar ayudarla. Y es cierto que, en su caso, el cíngulo puede ser nuestro aliado, pero todo tiene un proceso, donde además de mi valoración, se necesitan las de otros especialistas. Presentaré su caso en el comité de dolor, pero después tendrá que pasar por varias evaluaciones más y, si todo resulta favorable, solicitaremos una valoración por parte del comité de ética.

—Pero ¿ve posibilidades? Con eso ya estaré más tranquila —insistió.

—Como le digo, debemos iniciar un proceso de valoraciones. Es usted una paciente compleja. Interesante y fascinante, pero compleja —advertí.

Y así finalizó la primera visita con Mireia Lluch.

En los siguientes meses, continuaron las visitas, pruebas y valoraciones por diferentes especialistas hasta la evaluación, finalmente, por parte del comité de ética, que aprobó la indicación de estimulación cerebral profunda en el cíngulo para tratar el sufrimiento de Mireia.

—Doctora, ¿podría ver mi cíngulo? —me dijo ella un día durante una consulta.

—¿A qué se refiere, Mireia? —Otra vez me dejaba sin palabras con su elocuencia—. ¿Quiere ver la resonancia?

—Bueno, he visto en su Instagram que salen dibujos del cíngulo —me aclaró.

En mi cuenta de Instagram, que utilizo para divulgar la neurocirugía, muestro, en ocasiones, imágenes extraídas del ordenador sobre la planificación de una cirugía. Se trata de una vista de la resonancia del paciente en tres dimensiones, donde marco con colores las estructuras funcionales del cerebro más importantes para esa intervención (es lo que se conoce como tractografía) y cómo quedarían colocados en el cerebro los electrodos, en el caso de una cirugía de estimulación cerebral profunda.

Le mostré a Mireia su tractografía y bromeé con que en la reconstrucción había salido un cíngulo realmente bueno. Utilicé ese adjetivo para hacerle entender que no era un problema de anatomía cerebral irreparable lo que hacía que viviera con ese sufrimiento, sino algo funcional, es decir, de las conexiones de ese cíngulo anatómicamente perfecto, pero disfuncionante. Y, por tanto, era posible intentar mejorarlo.

—Tengo un cíngulo muy hermoso —rio al

ver la imagen—. Siempre dije que la belleza está en el interior.

Su sentido del humor era implacable. Y esa visita en mi despacho de trabajo terminó con ella, la indomable Mireia, sacándole una foto a la reconstrucción de su cíngulo sobre la pantalla del planificador quirúrgico.

Al cabo de unos días, vi una publicación en su cuenta de Instagram, donde mostraba la foto de su cíngulo reconstruido por tractografía y un relato que me emocionó inmensamente. Escribía que le hubiera encantado que su padre, como ministro de Sanidad, hubiera podido ver lo que en la sanidad pública española se estaba haciendo.

Antes de la cirugía, seguí insistiendo para mantener a raya sus expectativas y no generarle falsas ilusiones.

—¿Es consciente de que en esta cirugía no hay certeza de que pueda mejorar? Tiene que saber que es solo una probabilidad —le advertí de nuevo.

—Sí, lo sé, pero ya es más que lo que tengo ahora —zanjó ella.

—Sabe que puede haber complicaciones —insistí.

—Sí, también lo sé y, aun así, me merece la pena. Tengo mucha confianza en vosotros y en este tratamiento.

—Tendrá el mismo dolor que ahora, solo que quizá no lo viva de una manera tan dramática, como si le interfiriera menos en sus quehaceres del día a día.

—¿Como si aprendiese a que no me importase tener dolor? —preguntó.

—Sí, algo parecido —contesté; era un modo de verlo.

Mireia se sometió a la cirugía y a los pocos días ella misma, la familia y nosotros pudimos ver un cambio en la actitud frente al dolor craneal: seguía siendo el mismo de siempre, pero parecía que, durante gran parte del día, pasaba a un segundo plano.

En muchas de las visitas de control postoperatorio, Mireia venía acompañada por Mateu, su pareja. Era periodista radiofónico y escritor, todo un caballero, con una inteligencia y un sentido del humor entrañables. Ambos compartían una gran afición por el cine y, de hecho, por ellos conocí la escena cinematográfica con la que arranca este capítulo y que, sin imaginarlo, tan bien describe los efectos de la estimulación cerebral profunda en el cíngulo.

Mateu era, además de un pilar fundamental para Mireia en todo su proceso terapéutico, un actor muy importante para nosotros durante las visitas médicas porque nos daba la visión complementaria a la de la paciente sobre los cambios que podíamos encontrar con la estimulación del cíngulo. En ocasiones, por ejemplo, Mireia comentaba que había tenido dolor durante toda la semana. Pero Mateu rápidamente contextualizaba que sí, que había tenido dolor, pero también habían salido a comer, a ver una exposición, a hacer compras... Él aseguraba que la veía mejor y ella, al final, asentía dándole la razón. Como le advertimos, la cirugía no iba a quitar el dolor, sino a intentar que no incordiase tanto en el día a día y que, aun con dolor, pudiese hacer más cosas que antes.

Durante un tiempo, Mireia y yo nos seguimos viendo con cierta frecuencia en mi despacho para evaluar su evolución. Un día, en una de esas visitas, me dejó sin palabras.

—Doctora, ¿sabe qué pienso sobre los dos electrodos que llevo en el cerebro?

—¿Qué piensa?

—Que los dos electrodos que llevo en el cerebro y que intentan mejorar mi vida son como las dos balas que atravesaron el cerebro de mi padre y me lo quitaron.

Conversar con Mireia Lluch tiene esa parte de intriga que hay detrás de los artistas y personas inteligentes. Y es que siempre te sorprenden. De todas nuestras conversaciones, lo que más me impactó y emocionó fue oírle decir que lo que más lamenta de esta gran experiencia que está viviendo con los electrodos en el cíngulo es que su padre no esté vivo para ver lo que se está llevando a cabo en la sanidad pública de este país.

2

ROMPIENDO TÓPICOS: HOMBRE EN LA CUARENTENA, DE BILBAO Y CON UNA GRAVE ANOREXIA NERVIOSA

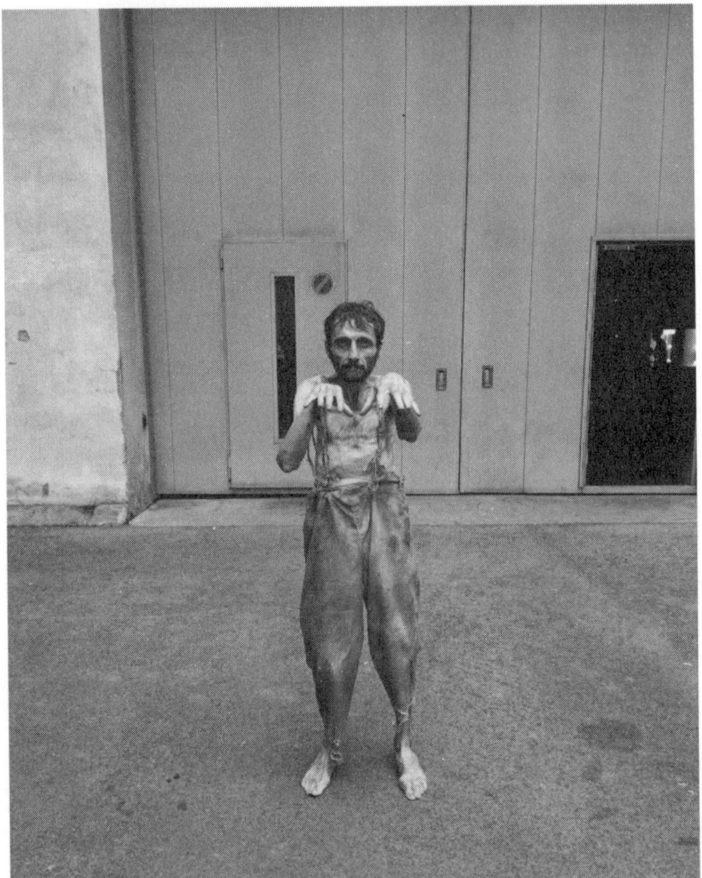

Probablemente, una de las mayores muestras de inteligencia de un ser humano es la capacidad de adaptarse a las dificultades que la vida pone delante. Iskandar era uno de esos pacientes de resiliencia admirable y habilidad para mirar de frente, con arrojo, a las adversidades que le ocasionaba su enfermedad, una terrible anorexia nerviosa. No es en absoluto frecuente que esta enfermedad afecte a hombres adultos y menos, a aquellos sin vinculación alguna con una profesión en la que el físico sea un requisito imprescindible. Pero que sea poco habitual no significa que no sea posible.

Conocí a Iskandar cuando él tenía cuarenta y cinco años. Era de ascendencia siria, pero vivía en Bilbao. Me gustó su nombre, nunca lo había escuchado. Pronto supe que sus padres lo escogieron en homenaje a su hermano fallecido Iskandar, un niño de tres años al que hallaron ahogado en un río tras varios meses de búsqueda. Cuando descubrí la dramática historia que escondía esa palabra, no paraba de pensar en lo complejo que debía de haber sido llevar a cuestas un nombre que recuerde tan desgraciado accidente y cómo esa mochila tuvo que marcar negativamente a la persona que la portaba.

Iskandar, mi paciente, padecía una grave anorexia nerviosa desde hacía veinticinco años. Cada vez iba a peor. Había probado todos los tratamientos posibles, pero la devastadora enfermedad progresaba sin freno. Sabía que su situación era límite y que, de seguir así, no sobreviviría muchos años. Estaba tocando fondo e insistió a su psiquiatra para poder tener una valoración con nosotros, a ver si desde Neurocirugía podíamos hacer algo. Era su última oportunidad.

Después de varios años intentándolo, el Ministerio de Sanidad por fin nos había concedido una beca para realizar un tratamiento experimental a pacientes con anorexia nerviosa muy grave, crónica y sin ninguna otra opción de tratamiento eficaz. Conseguir la ayuda pública supuso todo un reto, pero nada en comparación con lograr el aval de la Agencia Española de Medicamentos y Productos Sanitarios para echar a andar el ensayo clínico. ¡Es tan difícil hacer investigación en España...! A los problemas económicos se le añaden innumerables gestiones burocráticas y terminamos enfrascados en decenas de tareas administrativas que agotan nuestro tiempo —y paciencia— casi antes de empezar a investigar.

La anorexia nerviosa es la enfermedad psiquiátrica que más muertes ocasiona y queríamos intentar ayudar a estos pacientes y a sus familias. El tratamiento propuesto consistía en someter al enfermo a una cirugía cerebral donde colocamos unos electrodos en una parte del cerebro íntimamente relacionada con este trastorno de la conducta alimentaria: el núcleo accumbens y el cíngulo subgeniculado. A través de los electrodos, se envía una corriente eléctrica a esta área del cerebro alterada, con la idea de cambiar su funcionamiento —inhibiendo unas conexiones cerebrales y activando otras—, de manera que la enfermedad pueda mejorar en algunos aspectos y logremos apartar al paciente de la situación de peligro vital inminente en la que se encuentra. Esta cirugía recibe el nombre de estimulación cerebral profunda.

Esta técnica es una vieja conocida de la neurocirugía. Hace alrededor de medio siglo que se emplea para tratar los síntomas de párkinson, como el temblor esencial o la distonía. Y desde hace unos años, se investiga también si la DBS puede ayudar a otras enfermedades cerebrales, tanto neurológicas como psiquiátricas.

Era la primera vez que en España se realizaba un tratamiento así para pacientes con anorexia nerviosa refractarios a los tratamientos convencionales y que se hallan en una situación de riesgo vital. La DBS se antojaba el último rayo de luz para un perfil de enfermos sin más salidas terapéuticas y que, en muchos casos, se encuentran ya en el tiempo de descuento, al filo de la muerte. En Oxford, al mismo tiempo que nosotros, estaban llevando a cabo otro ensayo clínico similar.

Tras realizar la segunda cirugía de este tipo, la prensa se interesó por este estudio y la noticia salió en los medios. Iskandar la vio y contactó conmigo. Él fue el tercer paciente incluido en el ensayo clínico y el único hombre de todos los participantes que posteriormente operaríamos.

Iskandar pesaba 37 kilos y medía 1,70 metros. Sumamente inteligente, de personalidad muy obsesiva y rígida, practicaba cinco horas de deporte cada día para compensar lo poco que comía. Su enfermedad comenzó en la adolescencia y, poco a poco, fue empeorando. En los últimos años, la gravedad de la situación se había acentuado. Ejercía de profesor de matemáticas en un instituto y adoraba su trabajo, pero llegó un momento en el que compaginar su empleo con los estragos de la enfermedad acabó siendo imposible.

Desafortunadamente, el tratamiento con DBS tampoco fue eficaz en su caso. Iskandar fue uno de los pacientes que consideramos «negativos» en el resultado del ensayo clínico.

Justo antes de escribir este capítulo, cuando le solicité autorización para ello, me dijo:

—Sé qué título podría ir bien para mi capítulo: el imbécil ilustrado.

—¡Qué injusto eres contigo, Iskandar! —repuse disgustada.

—¿Sabes? —prosiguió virando un poco la conversación—. Estoy nervioso, aunque emocionado, de leer lo que puedas contar de mí...

—Iskandar, eres un ejemplo de lucha para muchos pacientes. —Intenté animarlo como pude; no haber respondido a esta nueva terapia había sido un golpe muy duro para él—. Sabes que el hecho de no encontrar beneficio en el ensayo de la DBS y la anorexia nerviosa no significa que dejes de ser un ejemplo de resiliencia y perseverancia para todas las personas que puedan estar pasando por una enfermedad similar a la tuya.

En la primera entrevista que mantuvimos con Iskandar ya pudimos ver la complejidad de su carácter: tenía un carisma arrollador, sí; pero también unos rasgos obsesivos que alimentaban constantemente su enfermedad. Cada vez comía menos y todo lo que ingería lo compensaba con horas y horas de deporte. Sus obsesiones por cuestiones del día a día, además, iban a peor e, incapaz de controlarlas, acababan amargando más su existencia. Autocriticaba todo lo que pensaba y hacía, pero era incapaz de modificarlo.

Iskandar había probado todo tipo de terapias, aprobadas y en investigación, pero nada había logrado revertir la espiral destructiva de la anorexia que padecía. Yo nunca había visto un paciente que conociese, de manera tan precisa y científica, todos los tratamientos posibles, disponibles o en estudio, que existen para su enfermedad.

De entrada, un paciente tan colaborador, con

tanta autocrítica en su modo de pensar y actuar, y con tantas ganas de curarse, parecía perfecto para participar en el ensayo clínico. Sin embargo, el trastorno alimentario era más fuerte que todo lo demás.

Ya en los primeros días tras la cirugía, mientras aún estaba ingresado en la planta de Neurocirugía, subía y bajaba las escaleras hasta el quinto piso para compensar lo poco que comía del menú hospitalario. Tras el alta, y aún en Barcelona hasta poder retirar los puntos, paseaba horas y horas para contrarrestar las calorías ingeridas.

No era raro que ocurriese lo que pasó: la piel de una de las heridas, tan sumamente delgada y sobre la prótesis (los cables bajo la piel del cráneo, que introducen los electrodos en el cerebro), se necrosó. Es lo que se conoce en medicina como hacer un decúbito. Tuvimos que ingresarlo para reparar el problema, pues, de no hacerlo, hubiera implicado una exposición de la prótesis (cables y electrodos) y una infección. Pero es muy difícil mantener hospitalizado durante varios días a un paciente con anorexia nerviosa, principalmente porque cualquier situación que le saque de su rutina, sea alimentaria o de hábitos, le provoca una gran ansiedad. Tanto fue así, que, ante su negativa a seguir ingresado, tuvimos que solicitar al juzgado una autorización para prolongar los días de ingreso necesario y garantizar que las heridas se curasen bien. Era increíble —y descorazonador— ver cómo la enfermedad podía llegar a cegar tanto a un paciente, y justo cuando más necesitaba actuar con sensatez.

El tratamiento con DBS no conseguía mejorar el peso de Iskandar. Las evaluaciones mostraban mejor estado de ánimo y menos ansiedad, pero no se registraban cambios en las obsesiones ni en el peso.

Durante un año, estuvo viajando cada mes de Bilbao a Barcelona para someterse al seguimiento que implicaba el estudio. En los exámenes mensuales, a los que nunca faltó y siempre intentó dar lo mejor de sí mismo, observamos que, pese a no haber cambios en el peso, sí había un giro en cuanto a las ganas de hacer cosas, a la disposición para emprender nuevos proyectos e, incluso, a ser más permisivo en algunos aspectos no necesariamente relacionados con la ingesta. Iskandar, además, se mostraba siempre agradecido por la posibilidad de participar en el ensayo y por la atención recibida, aunque la técnica no hubiese sido eficaz en su caso. Me producía una inmensa tristeza oírle dar las gracias sabiendo que en él no estaba funcionando el tratamiento. Su salud seguía terriblemente deteriorada y, por indicación de los psiquiatras, tuvo que dejar de trabajar.

Todos los pacientes del ensayo clínico tenían mi número de WhatsApp, podían escribirme y conversar conmigo cuando quisieran. Incluso después de finalizar el ensayo clínico, Iskandar continuó contactándome. A mí me pareció muy bien. Siempre tenía reflexiones y preguntas muy interesantes acerca de la enfermedad y sobre la vida misma.

Quería viajar, como lo hacía cuando estaba bien o, al menos, no tan enfermo, me decía.

—¿Por qué no lo intentas? —le planteé; quería espolear esas ganas o prender alguna chispa para convencerlo de que la enfermedad no debía limitarlo.

—Mis obsesiones me hacen imposible romper con la rutina, me estreso enseguida y me da miedo abandonar mi zona de confort —reconoció con tristeza.

—Entiendo. ¿Cuál es tu proyecto de vida, entonces? Ahora que no puedes trabajar, debes hacer cosas que llenen tu tiempo y tu interés.

—Me gustaría tener pareja... Pero ¿tú crees que, con mi aspecto, puedo atraer a alguien? Cada vez estoy menos atractivo, la osteoporosis me está aplastando vértebras y ahora soy incluso más bajo y encorvado. —Tenía la autoestima por los suelos y su autocrítica lo machacaba; yo intentaba convencerlo de que, en el amor, hay aspectos más relevantes que lo físico, pero mis palabras caían en saco roto—. Para mí lo físico es importante, en ambas direcciones. Además, no tengo claro qué le puedo aportar a esa otra persona. Diría que soy más bien un niño que quiere descansar en el regazo de una nueva mamá.

Los pacientes con anorexia nerviosa crónica y grave se acompañan en la gran mayoría de los casos de problemas de la esfera afectiva, pudiéndose manifestar de muy diversas maneras. Iskandar no era una excepción en este aspecto.

—Me gusta mucho el teatro, además de la radio, donde ya sabes que siempre que puedo, participo. Voy a intentar ser figurante siempre que pueda y, si la enfermedad me lo permite, estudiaré periodismo también —continuó.

Yo recogí el guante de ese pequeño rayo de optimismo que alumbraban sus palabras

—¡Pues enfócate en el teatro! —le arengué entusiasmada—. Es admirable tu lucha, querido Iskandar.

No se rendía en la búsqueda de un motivo para seguir viviendo. Se apuntó a clases de teatro, participó con pequeños papeles en obras y tuvo sus cameos como figurante en varias películas y series; también escribía relatos y obtuvo algunos premios. Bromeaba con que uno de ellos fue totalmente inmerecido: «Gloria, el jurado no tiene ni idea. Han premiado una carta de amor de alguien que nunca ha experimentado tal sentimiento». Amante del cine y de la radio, se licenció en Comunicación Audiovisual y actualmente está cursando los últimos créditos del grado de Periodismo. Resultaba fascinante que alguien con una enfermedad mental en una situación tan grave, y sin ningún indicio de mejoría, pudiese luchar para adaptarse y seguir sobreviviendo.

El día de su cuarenta y nueve cumpleaños, le escribí para felicitarle y saber cómo continuaba su vida.

—Estoy bien —me respondió—. He acabado con muy buena nota todos los exámenes de la carrera. La verdad es que no ha sido difícil, llegó un momento en el que incluso me aburría...

—Es el problema de ser tan inteligente, que puedes aburrirte. ¿Ese «estoy bien» significa que estás igual? —le pregunté con cautela; imaginaba que su enfermedad seguía haciendo mella y marcando su vida, pero quería conocer, de su propia voz, cuál era la situación actual.

—Sí, mis problemas con la alimentación y mi

tacañería son los mismos, o peores, porque no encuentro nada que me motive —me contó sin censura.

Si hay un libro que me ha marcado inmensamente es *El hombre en busca de sentido* de Viktor Frankl. Debería ser una lectura obligatoria porque estoy persuadida de que puede ayudarnos a afrontar las dificultades de la vida con menos sufrimiento y frustración. Este maravilloso autor (psiquiatra y prisionero de los campos de concentración durante el Holocausto) es el fundador de la logoterapia, una terapia que se basa en la búsqueda del sentido de la vida para cada uno de nosotros. Le recomendé a Iskandar que lo leyese, pensé que podría ayudarle.

—¿Crees que habrá pronto algo nuevo para los pacientes con anorexia?

—Es posible —respondí con prudencia.

Es importante, en pacientes que han pasado por tanto y carecen de alternativas terapéuticas, equilibrar el mensaje y las expectativas que pueden generar nuestras palabras. Hay esperanzas en la neuromodulación, pero aún no se sabe qué zona cerebral es mejor, si tendría que ser específica para cada paciente, cómo estimularla y por qué no funciona siempre. Lo cierto es que todavía había (y hay) demasiadas preguntas en el aire sin respuesta.

—¿Tenéis previsto algún estudio nuevo? —inquirió Iskandar con curiosidad.

—Bueno, tenemos en mente una idea que podría ser buena de cara a plantear un estudio —le avancé—. La idea sería realizar una prueba de estimulación cerebral sin tener que hacer una cirugía, con un tipo de máquina de estimulación nueva, de manera que podría predecir si esa estimulación en esa zona y en ese paciente mejoraría la enfermedad. Pero es más complicado de lo que parece, aunque científicamente tiene bastante base.

—Acordaos de mí —lanzó.

—Siempre pensamos en ti, pero desde que se tiene una idea científica hasta materializarla en un estudio es un proceso largo, difícil y que muchas veces no se consigue. Sabes que se necesita financiación, aprobación por el comité de ética...

—Sí, lo sé, pero al menos es esperanzador... ¿Sabes? No me arrepiento para nada de haber participado en el ensayo. Lo mejor de haber participado es haberte conocido y poder tener tu amistad.

Tuve un vínculo muy estrecho con los pacientes de este ensayo clínico, del que también salió mi tesis doctoral. Necesitaba entenderlos y que ellos tuviesen la confianza suficiente para poder expresarse sin miedo y comprender por qué estaban en este estudio, qué implicaba una cirugía cerebral y que no podía garantizar que mejorasen. Cuando proponemos un ensayo clínico, sabemos sobradamente que el tratamiento no va a ser eficaz para todos los pacientes. Sin embargo, en el caso de enfermedades y enfermos graves, donde no hay ninguna otra posibilidad terapéutica, como es la anorexia nerviosa crónica y resistente, resulta frustrante, angustiante y sumamente triste, tanto para los pacientes como para los investigadores que tenemos contacto directo con ellos, ver que no hay eficacia. Sobre todo, porque somos conscientes de que la probabilidad de morir por esta enfermedad, de una manera directa o indirecta, es muy alta y, pese a ello, no podemos ayudarles más.

Iskandar, como buen cinéfilo, me suele recomendar con frecuencia películas, documentales o series. Un día me habló con extremada fascinación de un documental sobre el uso de psicodélicos en medicina. No me hizo falta mucho tiempo para darme cuenta de que ese insólito entusiasmo iba más allá de su pasión por los documentales.

—Gloria, ¿qué te parece si pruebo psicoterapia con psicodélicos? —me soltó en una ocasión.

Era una pregunta ambigua de respuesta difícil si no me precisaba algo más, como qué tipo de psicodélico, dónde o cómo lo iba a utilizar.

—Creo que es lo único que me queda ya por probar —insistió—. He estado investigando los estudios que hay a nivel mundial y he visto ensayos clínicos con psicodélicos en pacientes con depresión y en dos con trastornos de la conducta alimentaria. Me gustaría participar.

—Pero tú no tienes una depresión mayor ahora —intenté explicarle—. Sé de tu hartazgo con la vida a causa de tu enfermedad, pero no estás en un grado de depresión como para que se te incluya en un ensayo; y respecto a entrar como paciente con anorexia nerviosa, pues aquí en España no hay ninguno de este tipo abierto, por lo que no creo que te admitiesen desde otro país.

—Investigaré sobre la psilocibina, me interesa su uso en salud mental. —Él seguía entusiasmado y agarrándose con ferocidad a esa potencial opción terapéutica; no tenía nada más a lo que recurrir—. Cuando lo estudie, me gustaría comentarlo contigo y saber tu opinión y tu consejo.

Asentí y acepté. Luego, cambió de tercio:

—Ah, la semana pasada hice un casting online y me han seleccionado. Igual me dan un pequeño papel en una comedia.

—Es que eres muy bueno y sumamente carismático —lo elogié, contenta de ese refuerzo positivo en su vida.

—Bueno, hago de cadáver —aclaró con sorna—. Estoy encasillado siempre en la misma línea...

—Iskandar, ¡por Dios! —Su autocrítica mordaz, en ocasiones, me descolocaba por completo—. Porque sé cómo eres y que desdramatizas todo, pero no me gusta que frivolices con este tema.

—Intento tomarme la vida, mi vida, con el mejor humor posible porque es la única manera que tengo de seguir adelante —se justificó.

Iskandar, uno de los pacientes con anorexia nerviosa, grave y crónica más adaptado a su terrible enfermedad, utiliza el humor y la ironía como antidepresivo. En un principio me costó entenderle, pero pronto lo interpreté como el recurso que su gran inteligencia había escogido para poder sobrevivir ante tanto sufrimiento.

3

«¿LOS ADICTOS SOMOS PACIENTES DE SEGUNDA?»

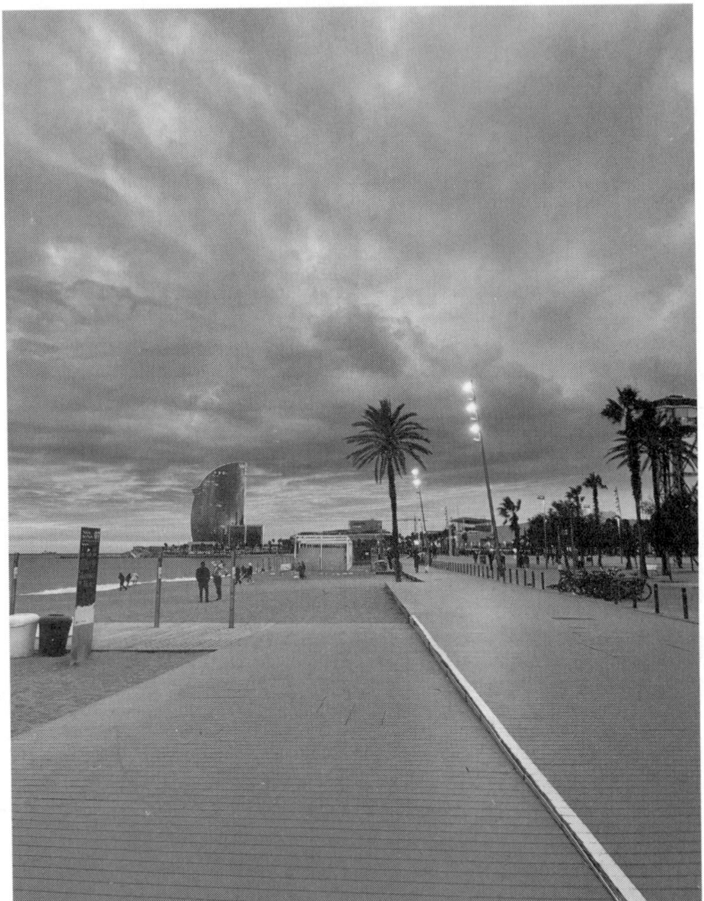

Las adicciones secuestran el cerebro. Da igual que sea a una sustancia, a una conducta o a un comportamiento; en esas circunstancias, la voluntad claudica y el centro de operaciones del organismo queda a merced de esa dependencia patológica. En España, hay una droga que supone un inmenso reto para los psiquiatras que tratan las adicciones porque no existe un tratamiento farmacológico específico para facilitar su deshabituación: la cocaína. El consumo de esta sustancia es mucho más frecuente de lo que podamos imaginar y el consumo abusivo aboca a una adicción grave y crónica. Los pacientes acostumbran a terminar ingresados para someterse a terapias de desintoxicación, pero a menudo sufren recaídas.

La doctora Francina Fonseca, jefa de la Unidad de Adicciones del Hospital del Mar, y yo llevábamos un tiempo valorando si podíamos ayudar con un tratamiento de neuromodulación cerebral a pacientes con dependencia a la cocaína que acuden a la consulta para deshacerse de esta devastadora adicción. Investigamos las posibilidades y descubrimos que no partíamos de cero. Las zonas del cerebro que no funcionan correctamente en las personas con este tipo de enfermedades se conocen desde hace tiempo (son el núcleo accumbens y la corteza frontal dorsolateral) y, además, en otras partes del mundo ya se habían encontrado resultados alentadores del efecto de la estimulación cerebral profunda en un grupo de pacientes con ciertas similitudes: personas con adicción al alcohol y a los opiáceos. Por otra parte, nosotros mismos habíamos practicado la estimulación cerebral profunda en otro trastorno mental, la anorexia nerviosa, y teníamos experiencia suficiente.

La evidencia científica recopilada a nivel global era estimulante. Sabíamos que en otros países, sobre todo en Estados Unidos, se habían puesto en marcha ensayos clínicos con neuromodulación donde se realizaba alguna técnica quirúrgica —principalmente, la DBS, pero también la ablación cerebral con ultrasonidos focalizados (HIFUS)— en pacientes con adicción al alcohol y los opioides, y los resultados eran esperanzadores: algunas personas dejaban de consumir o reducían considerablemente la ingesta de estas sustancias nocivas.

En pacientes con adicción a la cocaína se habían llevado a cabo algunos ensayos clínicos, pero no con cirugías cerebrales, sino con un sistema de estimulación no invasivo llamado estimulación magnética transcraneal. Este abordaje terapéutico consistía en citar al paciente de manera ambulatoria (sin ingreso) para aplicarle una corriente magnética a través de un instrumento con forma de pala colocado sobre el cuero cabelludo, justo a la altura de la zona cerebral que estimular (la corteza frontal). El procedimiento solía durar alrededor de media hora y se repetía cada día durante un máximo de tres semanas. Los resultados, aunque variables, mostraban cierta mejoría en la reducción del deseo de consumir, aunque este efecto duraba poco.

La doctora Fonseca y yo teníamos un paciente en mente. Un hombre con un largo historial de adicción a la cocaína que buscaba, desesperado, un tratamiento que lo liberase de esa dependencia que lo estaba destrozando. Para preservar su anonimato, lo llamaremos Carlos.

La primera vez que nos vimos fue en una consulta de psiquiatría. La doctora Fonseca hacía tiempo que quería presentármelo. Carlos tenía cincuenta y cuatro años, y llevaba más de tres décadas enganchado a la cocaína. Buscaba repetidamente ayuda para salir de ese bucle de adicción que le estaba costando la vida, en todos los sentidos: la dependencia a esa droga le estaba haciendo perder la salud, la familia, el trabajo y, por supuesto, la autoestima. De todos los tratamientos y abordajes terapéuticos que intentó para dejarlo, ninguno resultó eficaz: durante cada ingreso, lograba evitar el consumo y mantener la abstinencia, pero en cuanto volvía a la calle, la adicción superaba a la razón.

La doctora Fonseca y yo pensábamos que una opción desesperada como último tratamiento para Carlos podía ser la estimulación cerebral profunda en el núcleo accumbens. Revisamos cuántos pacientes con adicción a la cocaína habían sido tratados de esta manera y el resultado fue un solo paciente, en Portugal, que logró una reducción importante del consumo.

En medicina es ampliamente conocido que el núcleo accumbens constituye el centro principal del llamado circuito de la adicción. Dicho en otras palabras, se trata de aquella zona cuyo funcionamiento o, más bien, su mal funcionamiento, es el primer responsable (aunque no el único) de la adicción de una persona a una determinada droga. Esta estructura se localiza justo en el centro del cerebro, mide menos de un centímetro y su forma es ovalada. Mantiene contacto, además, con otras muchas zonas cerebrales, tanto anatómico (las áreas situadas físicamente alrededor del núcleo accumbens) como a distancia con otras regiones más lejanas con las que conserva un vínculo funcional.

Las relaciones que tiene una diana terapéutica son importantes, tanto para entender cómo actúa como para poder predecir posibles complicaciones con la estimulación. Hoy en día se sabe que son tan relevantes las conexiones anatómicas, es decir, las que están adyacentes, pegadas, junto a la zona estimulada (en el caso del núcleo accumbens, son la cápsula interna o el putamen, por ejemplo), como las conexiones funcionales, o sea, las que están a distancia, pero que pertenecen al mismo circuito funcional que la zona estimulada. Este último concepto es básico para entender la neurocirugía funcional y explica por qué al estimular, a veces, dos zonas distintas del cerebro, se pueden lograr resultados similares en una misma enfermedad. En el caso del núcleo accumbens, hay un contacto funcional con la corteza frontal dorsolateral, el cíngulo subgeniculado, la amígdala y el hipocampo: en el núcleo accumbens se inicia el deseo patológico de querer consumir una droga, pero sin un lóbulo frontal también alterado, que es incapaz de reprimir este deseo, la adicción no se consumaría, por lo que, aunque el núcleo accumbens es el protagonista en esta enfermedad, el lóbulo frontal también tiene mucho que ver.

Lo que más destacaría de aquella ocasión en la que Carlos y yo nos vimos por primera vez fue la inmensa educación y respeto con que el paciente se dirigía a la doctora Fonseca y a mí. Tampoco se me olvida la mirada desesperada con la que pedía ayuda para salir del pozo en el que se encontraba.

—Sé que me quieren ayudar y estoy dispuesto a hacer lo que sea —imploró, atormentado, en esa consulta de psiquiatría.

—Carlos, sabes que el tratamiento que planteamos es experimental —intervine yo para acotar sus expectativas; es tan doloroso para nosotros no poder ayudar a un paciente como dejar que se sumerja en un mar de falsas esperanzas o anhelos difíciles de cumplir—. No sabemos con certeza si esa terapia podrá ayudarte y la cirugía puede tener complicaciones.

—Lo sé, soy consciente de ello —aseguró sin vacilar—. Pero dígame qué puedo hacer si no. Mi vida, si se puede llamar vida, es un desastre. No tengo mucho que perder...

El tipo de tratamiento que habíamos valorado para ayudar a Carlos era la DBS en el núcleo accumbens y, para llevar a cabo esta terapia, se ha de pasar por una cirugía cerebral en la que, bajo anestesia general, se insertan dos electrodos (uno en el núcleo accumbens derecho y otro, en el izquierdo). Luego, estos electrodos se conectan a una batería colocada bajo la piel, cerca de la clavícula: esta pila es la responsable de enviar el estímulo eléctrico a la parte final del electrodo ubicado en el núcleo accumbens. Así, esta región del cerebro, que está hiperactivada en pacientes con adicción, se normaliza (o, al menos, eso es lo que se intenta) y el paciente no tiene ese deseo constante de consumir la sustancia que le está generando dependencia. Las complicaciones de las que hablamos con Carlos son la infección, la hemorragia cerebral y los efectos secundarios de la propia estimulación, aunque estos últimos normalmente son transitorios porque la estimulación se puede regular y modificar.

Días después de nuestra primera toma de contacto, tuvimos una nueva visita para conocer mejor a Carlos, esta vez en mi despacho. Ese encuentro entre una neurocirujana funcional y un paciente con adicción crónica y grave a la cocaína que nos pedía ayuda me parecía algo extraordinario. La neurocirugía está evolucionando tanto, gracias, sobre todo, a la tecnología y a la imagen, que enfermedades que tradicionalmente quedaban fuera de su ámbito, hoy se pueden plantear como posibles patologías para poder ser intervenidas. Las enfermedades en las que más estamos viendo esta opción son los trastornos mentales y las adicciones constituyen uno de los campos que explorar.

Siempre me apasionó la psiquiatría, desde que estudiaba medicina. De hecho, la valoré como mi segunda opción después de la neurocirugía al escoger la especialidad. Así que esta línea de estudio y la posibilidad de tratar con técnicas quirúrgicas a pacientes con enfermedad mental supone para mí, profesionalmente, no solo un reto, sino también poder enlazar las dos especialidades que más me apasionaron al principio de mi carrera.

—Carlos, espero no molestar con algunas de las preguntas que te voy a hacer —advertí sin remilgos durante nuestro segundo encuentro—, pero yo soy neurocirujana y hay aspectos de tu enfermedad que necesito entender un poco mejor para conocerte como paciente.

—No, doctora, usted esté tranquila —me dijo despreocupado.

–¿Cuánta cocaína consumes? —lancé; tenía que comprender la dimensión de la adicción.

—Depende del dinero que tenga —respondió sereno, encogiendo ligeramente los hombros y agachando con duda la cabeza.

Francamente, me sentí ridícula con la pregunta y la respuesta tan obvia que dio Carlos.

Resultaba claro que no estaba habituada a los pacientes con adicción, pero el que yo tenía delante intentó hacérmelo más fácil y profundizó un poco en su contestación:

—Si puedo, todos los días, pero no siempre puedo.

—¿Qué ocurre cuando no la puedes conseguir y la necesitas? —proseguí.

—Pues estoy fatal, nervioso, con ansiedad y taquicardia. Un horror, me cambia el humor. Entonces, decido casi siempre quedarme en casa, en la cama, porque sé que es mejor así y no me meto en líos. Pero, a veces, me encuentro tan mal que tengo que venir a Urgencias a que me calmen —me explicó.

—La doctora Fonseca me ha contado que ingresas en la Unidad de Desintoxicación con frecuencia.

—Sí, lo pido yo —confirmó—. Porque así, al menos, sé que durante ese tiempo voy a estar bien, no consumo, estoy tranquilo, me cuidan muy bien. Pero cuando me dan el alta, no sé qué me ocurre, no sé qué le pasa a mi mente, pero vuelvo a tener la necesidad de consumir. —Estaba devastado mientras me contaba cómo era el retorno a la vida real; la historia siempre se repetía—. Has de pasarlo para entenderlo, créame. La gente no entiende nada, solo piensa que si tenemos este problema es porque nos lo hemos buscado.

—Sé que hay mucha gente que lo ve así —intervine, consciente del estigma que acompaña a las adicciones y que tanta mella hace en el proceso terapéutico de cualquier paciente con esta enfermedad—. Espero, sin embargo, que no creas que yo soy esa gente —repuse.

Carlos se sentía agradecido de que se le brindara una nueva oportunidad para poder «resetear» su cerebro. En ese momento, no trabajaba y sobrevivía con una pequeña pensión que acababa gastándose, en buena medida, en su adicción. Vivía en un piso compartido tutelado, dentro de un programa de inserción para personas con gran vulnerabilidad social. El único allegado con quien tenía algún contacto esporádico era su hermana, que era conocedora de que quería probar una cirugía cerebral para intentar mejorar su situación y apoyaba su decisión.

Carlos estaba cansado de esa vida a la que lo abocaba la adicción a la cocaína. Tenía la autoestima por los suelos, pero la cabeza bien amueblada y todavía le quedaba un resquicio de fuerza para luchar por salir de ese pozo. Quería trabajar, estar con su hija y no volver a ingresar, pero para todo ello necesitaba romper definitivamente con su adicción. La cocaína le estaba matando física y psíquicamente. No podía más. Quería recuperar, en la medida de lo posible, todo aquello que realmente le importaba en la vida: su hija y su dignidad como persona.

La doctora Fonseca y yo teníamos claro que Carlos, que pedía ayuda constantemente, reunía todos los requisitos para poder valorar el uso compasivo del tratamiento con estimulación cerebral profunda. Pero el proceso para lograr una autorización de las autoridades sanitarias en este contexto no resulta nada sencillo. El uso compasivo es una forma de ofrecer un tratamiento en fase de investigación a un paciente que no puede recibirlo en un ensayo clínico, pero que padece una enfermedad grave y potencialmente mortal para la que no hay más alternativas terapéuticas. Y todavía es más complejo cuando se trata de un tratamiento que no se ha probado nunca en España: primero se ha de aprobar por el comité de ética asistencial de hospital y, en caso de que sea aprobado, la dirección y la gerencia han de autorizar el gasto económico; si se consigue esto también, entonces se ha de solicitar autorización a la Agencia Española de Medicamentos y Productos Sanitarios (AEMPS). Este ente regulador puede demandar todo tipo de documentación, desde artículos científicos que reporten casos que se hayan tratado de manera similar hasta un escrito donde se explique por qué no hay otras alternativas o si se ha contemplado cómo solventar eventuales complicaciones. Con toda esa información, luego decide si autoriza o no el tratamiento para ese paciente. El proceso puede durar entre dos y tres meses y, aunque se trata de una tarea burocrática muy ardua, creemos que es necesaria si queremos que la medicina esté bien regulada.

Cuando presentamos el caso de Carlos al comité de ética del hospital, hubo unanimidad en la decisión de avalar la aplicación de la estimulación cerebral profunda como uso compasivo. La dirección, por su parte, también nos autorizó la financiación, así que solo nos quedaba el último paso, obtener la autorización de la AEMPS. Durante meses, enviamos la documentación que nos iban solicitando, hasta el punto de que podríamos haber realizado una tesis doctoral con toda la información recopilada y ofrecida. Justificamos todo lo habido y por haber.

Pero, finalmente, nos denegaron el uso compasivo: el ente regulador valoró que era un tratamiento experimental y recomendaban hacer antes un ensayo clínico. La AEMPS consideraba que trescientos pacientes con diversas adicciones tratados con estimulación cerebral profunda, según la literatura científica recopilada, no constituían suficiente evidencia. Es cierto que solo uno era por dependencia a la cocaína, pero la diana cerebral en la adicción es la misma para una persona con consumo abusivo de opiáceos, alcohol o cocaína.

Nos quedamos atónitos. Según los resultados de las publicaciones, alrededor del 50 por ciento de los pacientes reducían el consumo, y hasta en un 20 por ciento dejaban de consumir completamente. Pero la AEMPS no autorizaba el uso compasivo hasta no haber realizado un ensayo clínico.

Contamos a Carlos y a su hermana el veredicto de la AEMPS. Nuestro paciente estaba frustrado e indignado.

—Pero, doctora, si ya se ha hecho en otros sitios y no ha pasado nada malo... —protestó sin consuelo.

—Lo sé, Carlos. Nos han dicho que hagamos antes un ensayo clínico —repuse.

—Vale, pero entonces también puedo tener el tratamiento yo en ese ensayo clínico, ¿no?

—Claro, pero desarrollar un ensayo clínico es un proceso muy largo porque primero tenemos que diseñarlo, luego hemos de conseguir una beca y, de nuevo, volver a pasar por la AEMPS. Eso podría llevar años... —le advertí; la burocracia es lenta.

—¿Años? —Estaba desconcertado—. Pero si ni siquiera sé si estaré vivo el mes que viene...

—Tranquilo, Carlos. No tires la toalla. Conseguiremos esa beca y seguro que tú serás el primer paciente en recibir el tratamiento —intenté animarlo.

Dos meses después de nuestra última conversación, me encontré con él en un pasillo del hospital.

—Carlos, ¿qué haces por aquí? ¿Tienes visita?

—No, doctora, he venido solo al baño —dijo con tono alicaído—. Ahora vivo en la calle, me han echado del piso donde estaba porque he vuelto a consumir y me había metido en líos.

—Cuánto lo siento, Carlos... —Me quedé sin palabras; se me partía el alma al escucharlo—. ¿Te puedo ayudar en algo?

—No, gracias. Solo quiero utilizar el baño.

—Carlos, te tenemos presente —le recordé—. Serás nuestro primer paciente del estudio.

—Gracias, doctora —asintió antes de marcharse.

Seis meses después de ese encuentro, conseguimos presentarnos a la solicitud de una beca del Ministerio de Sanidad para llevar a cabo un ensayo clínico de estimulación cerebral profunda en el núcleo accumbens en seis pacientes con adicción crónica y grave a la cocaína. Tardaron otros cinco meses en darnos el veredicto, que finalmente fue positivo: nos concedían la beca para el estudio.

Estaba deseando localizar a Carlos para darle la buena nueva. Todavía nos quedaban unos meses más de espera para poder iniciar el ensayo porque es imprescindible que la AEMPS autorice esta investigación, pero estábamos más cerca que nunca de poder ofrecer este tratamiento a un grupo de pacientes sin más salidas terapéuticas.

La doctora Fonseca y yo decidimos llamar a Carlos para contárselo. Sin duda, se pondría muy contento. Su psiquiatra lo había visitado unos meses atrás y todo seguía igual. Nos contaron que ya no estaba en el albergue habitual, que se le había asignado un piso tutelado en otro barrio. Cuando lo contactamos y le dimos la noticia, se mostró agradecido y esperanzado. Quería ayuda y la participación en el ensayo era su última oportunidad para dejar atrás la adicción.

Ojalá podamos ayudarle. Lamentablemente, las cosas no siempre salen como queremos, ni en tiempo ni en forma. Aunque la decisión de la Agencia Española de Medicamentos y Productos Sanitarios de rechazar el uso compasivo de la estimulación cerebral profunda para Carlos no nos gustó y no estamos de acuerdo con el veredicto, también entiendo que gracias a que haya organismos así, la práctica de la medicina en este país es segura o, al menos, se ponen todos los medios para que así sea. Debe existir una regulación y eso implica que la respuesta no siempre es la que quieres.

Pero, aunque lo entienda y respete esos controles y las reglas del juego, la negativa duele. Hiere y lastima. Porque cuando ves, vives y empatizas con el sufrimiento de las personas, una decisión tan trascendente no la puedes percibir de igual manera que las personas que, haciendo su trabajo lo mejor posible, no tienen ese contacto personal con el padecimiento de unos seres humanos con nombre y apellidos. Seguramente, ambas partes, nosotros y la AEMPS, tendremos nuestras razones, pero no puedo dejar de sentir frustración cuando estas demandas no salen adelante.

Tengo esperanzas en que este ensayo clínico muestre que se puede ayudar a pacientes como Carlos y que abra una puerta a la esperanza para estos pacientes que piden ayuda para intentar empezar una vida lejos de esa adicción que los está matando lentamente. No importa las veces que tengamos que enviar solicitudes a las autoridades pertinentes o pedir becas para financiar un tratamiento que puede ser la última esperanza para alguien. Mal que nos pese, toda esa lucha burocrática también forma parte de esta profesión y de cómo somos cada uno.

4

EL AMOR A LOS CABALLOS

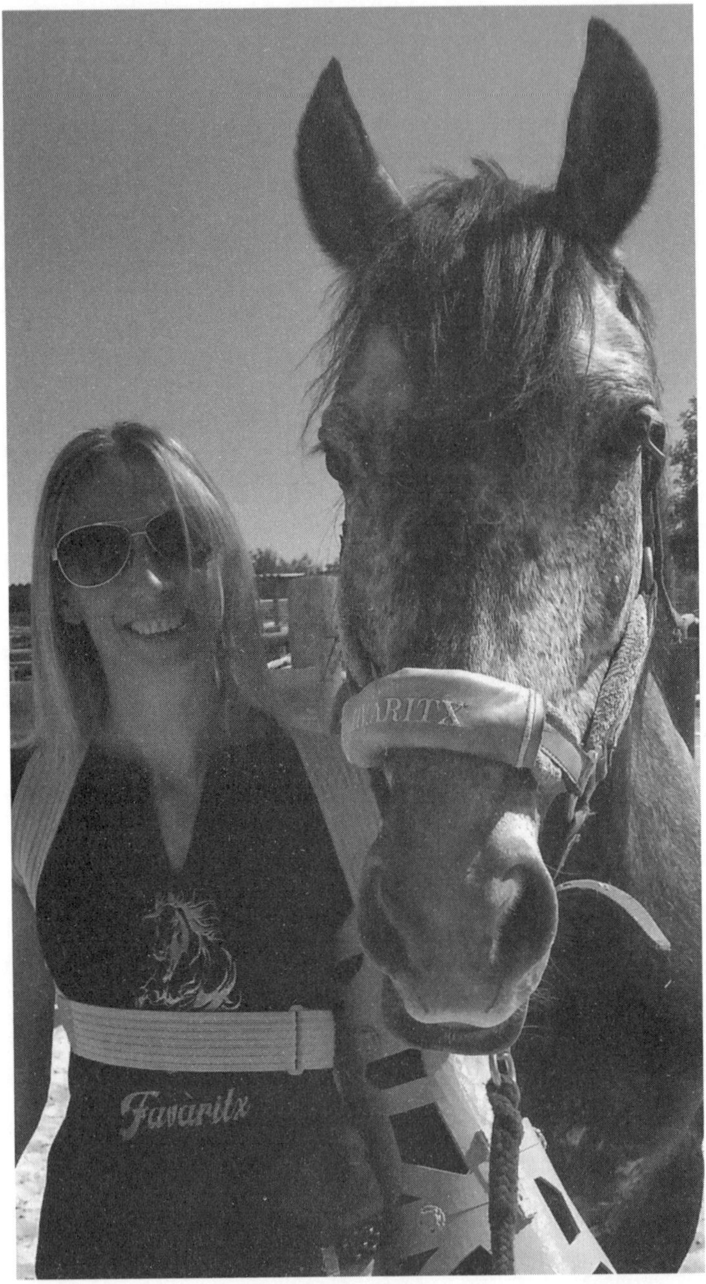
Favàritx

Existen enfermedades que la gran mayoría de las personas desconocen hasta que, por desgracia, se les diagnostica. Y no me refiero solo a enfermedades raras e infrecuentes. Hay otras que, pese a ser más comunes, se escapan del imaginario popular, de los días mundiales más mediáticos y de las portadas de los diarios. Es el caso del síndrome de distrofia simpática refleja, también conocido como síndrome de Sudeck. Se trata de un trastorno neurológico debido a una reacción errónea del sistema nervioso frente a la lesión de un nervio tras un traumatismo (a veces, leve), una fractura, una cirugía o una inmovilización de una pierna o un brazo. En esta enfermedad, se produce una destrucción del tejido de la zona afectada de manera continua, ya que el cerebro no recibe la información correcta por el daño del nervio en la zona y, por lo tanto, no pasa a la fase de regeneración. El área de la lesión suele presentar un aspecto edematoso, con un dolor descontrolado, cambios de temperatura de la piel —o muy caliente o muy fría— y puede haber también descamación. El dolor que acompaña a este síndrome es, en algunos pacientes, devastador y no responde a tratamiento farmacológico.

Silvia era una mujer de cuarenta años llena de vida y de proyectos. Trabajaba en un laboratorio de automoción, homologando transformaciones de vehículos. Su gran pasión era cuidar y montar a los caballos. Le venía de familia, pues su madre tenía la misma afición, y poseía un don especial para entenderlos: conseguía tranquilizar y domar, incluso, a los caballos más complicados. La nobleza de estos animales le parecía asombrosa.

Un día, montando a uno de esos ejemplares que había ayudado a domar, el animal sufrió una caída al tropezar con sus patas delanteras y ambos cayeron al suelo, con tal mala suerte que, al incorporarse, el caballo le pisó la muñeca izquierda sobre un suelo arenoso. Eso hizo que no se produjeran fracturas de hueso, pero se le diagnosticó un esguince y le inmovilizaron el brazo durante tres semanas. Sin embargo, tras ese periodo, el dolor en la mano y el brazo hasta por encima del codo iba en aumento, además de tener toda esa zona hinchada, con mucho edema, caliente y muy rojo. El diagnóstico llego rápido: se trataba de un síndrome de Sudeck.

Silvia, una persona sumamente inteligente y resolutiva, leyó todo lo habido y por haber sobre este síndrome. No eran buenas noticias, pues se trataba de una enfermedad crónica, en la que predominaba el dolor intenso y había una mala respuesta a los fármacos de toda índole. Lo comprendió desde el principio: el camino que le esperaba no iba a ser sencillo, pero nunca imaginó hasta qué punto llegaría el nivel de sufrimiento. La enfermedad le fue quitando todo con bastante rapidez: su trabajo, sus caballos, su pareja, sus amigos, sus viajes...

El dolor de la mano y el brazo era extremo pese a la enorme cantidad de fármacos que tomaba. El tratamiento apenas mejoraba la situación y, además, le ocasionaba sueño y cansancio. El peregrinaje por la consulta de múltiples especialistas también se convirtió en una dinámica habitual, pero nadie lograba aliviar sus síntomas. El dolor era tan intenso que le impedía salir de casa, pues el caminar, el roce con la ropa o los ruidos le provocaban un aumento disparado del dolor, que llegaba a hacerle perder el conocimiento con frecuencia (es lo que se conoce como síncope vasovagal por dolor).

Ante esta situación límite, se le propuso hacer estimulación medular a nivel cervical, para poder abarcar la zona del brazo y la mano afectada. Esta es una técnica de neuromodulación destinada a pacientes con dolor neuropático severo (por destrucción del sistema nervioso), en la que el paciente tiene que someterse a la colocación de unos electrodos sobre la meninge que envuelve la médula en la región cervical. Estos electrodos se conectan a un cable de unión bajo la piel de la espalda hasta una pila (una batería o generador de impulsos) que se ubica también bajo la piel de la zona lumbar. Esta estrategia de neuromodulación en la médula haría que el estímulo de dolor desde el brazo y la mano no llegase a la corteza cerebral (donde el cerebro reconoce la información de dolor que le llega). La cirugía se realizó sin incidencias, pero pasaron los meses y no había apenas cambio en el dolor que sufría.

Un tiempo después, se le realizó un nuevo tratamiento de neuromodulación, conocido como estimulación del ganglio de la raíz dorsal. Se llevó a cabo con Silvia despierta, bajo sedación, para que pudiese indicar si la estimulación abarcaba la zona de dolor. Se le colocó un electrodo en el ganglio raquídeo, adyacente a la médula espinal, que recoge la información de dolor de la mano y parte del brazo, uniéndolo mediante un cable a la pila (batería), como en la cirugía previa. Pero transcurridos unos meses tampoco se produjeron cambios en el dolor que padecía.

La situación era desesperante. No era vida

vivir así. Solicitó que se le amputara el brazo. Le explicaron, sin embargo, que con alta probabilidad, eso no mejoraría el dolor porque el problema no estaba en el brazo o en la mano, sino en el cerebro —lo que llamamos un dolor de origen central—. Amputar el brazo podría dar lugar a lo que se conoce como dolor del miembro fantasma, en el que, aunque ya no exista la parte del cuerpo enferma, el paciente siente que le duele igual. Además, cabía la posibilidad de que la enfermedad migrara hacia el otro brazo.

La situación de Silvia empeoró cuando en su mano y parte de su brazo empezaron a aparecer úlceras extremadamente dolorosas que no se curaban, dejando la extremidad literalmente en carne viva. Su madre estuvo muchos meses realizando las más de diez curas diarias que precisaba (cada dos horas, día y noche), pero los ingresos hospitalarios por infecciones recurrentes hicieron que el equipo médico decidiera llevar a cabo la amputación del brazo por riesgo vital ante una posible septicemia (hasta 7 centímetros antes de llegar al hombro). Y ocurrió entonces lo que era más probable que pasase: ya no tenía el brazo y la mano edematosa, roja, en carne viva, pero sufría el mismo dolor (dolor de miembro fantasma) y además dolor del muñón (así se llama a la parte distal de la extremidad que ha quedado después de haber amputado el resto).

Normalmente, las personas que sufren dolor crónico, con las limitaciones que de ello se deriva y el sufrimiento que acompaña a esa merma en la calidad de vida, suelen padecer un síndrome ansioso-depresivo reactivo, en ocasiones, extremadamente grave. Pero hay individuos, como Silvia, que, por su gran resiliencia y virtud de poder afrontar estoicamente la adversidad, logran no caer en una grave depresión y buscan siempre la forma de aceptar lo que les ha tocado vivir. Eso fue lo primero que pensé al conocerla: qué capacidad de adaptación y qué serenidad ante las circunstancias más adversas.

Me habían contactado de otro centro para hablarme de Silvia. Su historia me impactó. La consulta era sobre si se podía hacer algo más por ella, alguna técnica de neuromodulación cerebral, quizá. Acordamos una primera entrevista con la paciente.

Llegó el día de la visita y me encontré con una mujer inteligente, pero que hasta para poder sentarse hacía muecas de dolor. Tenía ya amputado el brazo. Su madre la ayudaba a acomodarse. Habían venido en coche desde su casa, a unas dos horas del hospital, y viajar (salir de casa, de hecho) le aumentaba el dolor, así que no estaba siendo una buena mañana para ella. Antes de entrar a la consulta había perdido el conocimiento hasta en tres ocasiones (eran síncopes vasovagales por el dolor). Apenas pesaba 40 kilos y era alta. Desde el diagnóstico, el sufrimiento le había hecho perder mucho peso. Me produjo una enorme tristeza su mirada, era la de alguien que lo estaba pasando realmente mal, aunque contuviese las emociones. Seguía amando los caballos, eso no había cambiado a pesar de la caída y sus consecuencias. De hecho, lo que más echaba en falta de su vida anterior era poder cuidarlos y montarlos.

Lamentaba verla así y ser consciente de que

había hecho un viaje que le sentaba fatal para no poder decirle que tenía la solución a su problema. Ojalá la tuviese, pensé. El tratamiento que podíamos probar tenía una probabilidad del 50 por ciento de mejorar el dolor. Pero, para ello, había que pasar por dos cirugías, ambas bajo anestesia general. El abordaje terapéutico para Silvia era la estimulación cortical motora, que es una técnica de neuromodulación de la corteza cerebral, a nivel de la zona motora donde está representada la zona del cuerpo que le duele al paciente. En el dolor neuropático de la cara, las probabilidades de mejoría están alrededor de un 65-70 por ciento, pero en el brazo son menores.

Además, con Silvia teníamos otro problema añadido. Debíamos localizar durante la cirugía la zona del cerebro que representaba el brazo que se le había amputado. Esta localización, que se realiza mediante un estímulo eléctrico sobre la superficie del cerebro y se recoge mediante la respuesta de unos electrodos en el brazo, era un reto para Alba León, la imprescindible neurofisióloga que participa en este tipo de cirugía —en realidad, yo creo que más bien protagoniza la cirugía, porque su trabajo es el más importante para que todo salga a la perfección—. La doctora León, una médica extraordinaria con años de experiencia en monitorización neurofisiológica quirúrgica, se lo tomó como un desafío porque monitorizar lo que no existe es lo que es: un reto. El motivo de hacer dos cirugías, o dos tiempos quirúrgicos distanciados una semana, es para poder hacer una fase de prueba, donde una vez realizada la craneotomía (apertura del cráneo) y fijado el electrodo sobre la superficie cerebral, el electrodo se empalma a un cable externo conectado a una pila (batería) provisional, de tal manera que el paciente, estando ingresado, nos ha de decir si durante esa semana de estimulación el dolor ha mejorado. En el caso de Silvia, no mejoró, por lo que la segunda cirugía consistió en abrir la craneotomía que habíamos hecho una semana atrás y retirar el electrodo fijado. En los pacientes que sí muestran una mejoría, en la segunda cirugía se retira el cable de conexión externo al generador provisional y se coloca un generador definitivo bajo la piel de la clavícula, sobre el pecho.

Fue muy frustrante no haberle podido ayudar. Silvia, resiliente y respetuosa, agradecía el trabajo y el trato recibido, al igual que sus padres. Era increíble... Estaban agradecidos pese a que la cirugía no había servido de nada.

Le explicamos que podíamos intentar una opción parecida, pero esta vez el electrodo se debía colocar en el tálamo, que es una estructura en el centro del cerebro encargada, entre otras muchas cosas, de recibir la información del dolor y de llevarla hasta la corteza cerebral. La estimulación del tálamo sería, en el fondo, una inhibición de esta información sobre el dolor, lo mismo que se había intentado hacer con la cirugía previa (la estimulación cortical motora). El inconveniente que tenía este otro tratamiento radicaba en que el concepto era similar al que ya habíamos probado previamente y no había funcionado. Además, había que hacerlo con la paciente despierta para localizar la zona del tálamo correspondiente al brazo y a la mano que no tenía, lo cual ya resultaba muy complejo, por no decir casi imposible. Por otra parte, en el caso poco probable de que hubiese una hemorragia, el tálamo es una zona cerebral altamente funcional, por lo que podría haber consecuencias neurológicas graves. Y finalmente, Silvia debía entender que los pacientes con dolor neuropático a los que se les había hecho estimulación talámica no siempre respondían, la probabilidad era muy variable (entre un 30-70 por ciento).

Silvia estaba agotada mentalmente y la idea de que, tras la operación, podría continuar con dolor y, por añadidura, arrastrar algún problema neurológico, fue demasiado para ella. Así que decidió proseguir con su vida tal y como le había tocado.

Dos años después, recibí un día un correo electrónico de Silvia para concertar una visita por teléfono. Fue una grata sorpresa esa petición.

—Silvia, ¡qué alegría saber de ti! ¿Cómo estás?

—Estoy peor —susurró al otro lado de la línea—. El dolor se ha extendido también a la pierna izquierda y aunque no es tan intenso como en el brazo, duele mucho.

En el síndrome de Sudeck no es infrecuente que el dolor, pese a comenzar en el lugar donde se sufrió el traumatismo (o la cirugía, o la inmovilización), aumente en extensión a lo largo del cuerpo. Podemos ver pacientes en los que el dolor pasa incluso al otro lado del cuerpo.

—¿Estás haciendo algún tipo de tratamiento nuevo? —pregunté apenada por las noticias que me daba.

—No, ya sabes que no creo en las terapias alternativas ni nada que no sea científico. A mí lo del placebo no me sirve. Quería hablar contigo por una cosa: escuché por la radio y también leí en un periódico que habéis operado a un paciente con dolor neuropático con estimulación del cíngulo, para tratar el componente afectivo del dolor, y que ha mejorado muchísimo.

—Sí, lo has entendido bien. De hecho, había pensado en explicártelo, pero te me has adelantado...

—¿Qué diferencia hay entre esta cirugía y la de la estimulación del tálamo? —inquirió inquieta; tenía ganas de saber.

—Pues la cirugía en sí es la misma, aunque en la estimulación del cíngulo no se necesita que el paciente esté despierto —le avancé—. Lo que cambia es el lugar del cerebro que se quiere estimular, ya que la idea en la estimulación del cíngulo es atacar el componente afectivo del dolor. Es decir, el cómo te afecta a ti, cómo te incomoda el dolor que padeces y el sufrimiento que te ocasiona. La estimulación en el tálamo, en cambio, se centra en atacar el componente sensitivo del dolor (es decir, la intensidad del dolor), que es lo mismo que se pretende también con la estimulación cortical motora. Por otra parte, en caso de que ocurra una hemorragia cerebral, que es poco probable, las consecuencias neurológicas no serían tan alarmantes como en la estimulación en el tálamo.

—Por lo que he leído y escuchado, la operación no quita el dolor, pero el paciente de la noticia estaba mejor. —Silvia estaba muy bien informada—. ¿Cómo es eso posible?

—Lo que modifica la estimulación del cíngulo es tu vivencia del dolor, el grado de sufrimiento que te provoca a ti el dolor. Del 1 al 10, seguirá siendo un 10, pero no te amargará de la misma manera que el 10 de antes.

—Quiero probarla —soltó sin dudar.

—Necesitamos hablar con calma en la consulta para explicarte todo con más detalle y también hablar con tu madre —intervine. Silvia tenía que entender que esto requería unos pasos, no era algo inmediato—. Si proseguimos adelante, he de presentar tu caso en el comité de dolor y neuromodulación. Si hay consenso, empieza el protocolo de valoración y pruebas. Llevará un tiempo.

—Empecemos entonces.

Unos meses después, llevábamos a cabo la nueva cirugía de Silvia: la estimulación cerebral profunda en el cíngulo anterior dorsal para tratar el componente afectivo del dolor neuropático. Previamente a la cirugía, el doctor Juan Castaño, el psiquiatra de la Unidad de Neuromodulación y Dolor, había hecho un gran trabajo con Silvia, aclarando las expectativas reales de la cirugía y trabajando también cómo afrontar la situación si la nueva técnica no le resultaba útil. Esta es una parte muy importante que se ha de tener bien atada con los pacientes que ya no disponen de otra alternativa de tratamiento, pues la frustración puede ser devastadora para la salud mental. Así que cuando el doctor Castaño me dice que el paciente en cuestión «tiene las expectativas muy ajustadas», siento un gran alivio, como si me quitasen un enorme peso de encima.

La cirugía no tuvo complicaciones. Durante los días de ingreso postoperatorio, no vimos cambios clínicos. Silvia estaba tranquila porque no había habido contratiempos, pero no sentía diferencias en cuanto a su situación con el dolor. Nosotros tampoco esperábamos cambios inmediatos, sabíamos que un potencial beneficio podía tardar días o incluso semanas en aparecer. Le dimos de alta y la citamos en una semana para hacer seguimiento.

A los diez días del inicio de la estimulación cerebral, Silvia y su madre acudieron a la consulta. Al entrar, la expresión facial de la paciente ya me pareció distinta, pero como siempre estoy deseosa de que lo que hacemos sirva para algo a los enfermos que tanto sufren, yo misma freno mi entusiasmo y sosiego mis expectativas. Mientras la paciente se sienta, me digo: «Puede que sean imaginaciones tuyas. Espera a ver qué cuenta».

Silvia me explicó que había intentado salir dos veces a pasear por la playa con su madre, algo que les encantaba, pero que fue como «tirarse a una piscina vacía», porque esperaba disfrutarlo y el dolor, el mismo de siempre, no le dejó. Pero todo eso me lo conto riendo. Se sentía más relajada, menos frustrada por no poder hacer cosas como antes de la caída. Añadió que tenía una sensación extraña porque, pese a no haber podido disfrutar de esos paseos y de otras cosas, se sentía con mejor ánimo y ligeramente pasota respecto a algunas cuestiones que solían preocuparle.

Su madre confirmaba el cambio que describía su hija y que yo había percibido en su semblante. En estos casos, el punto de vista de las familias es clave. La opinión de las personas que rodean a los pacientes nos interesa siempre, pero en este tipo de cirugía, donde los cambios se buscan especialmente en la actitud, en la conducta y en el estado de ánimo, la información dada por el entorno del enfermo adquiere gran importancia para hacernos una idea más certera del funcionamiento de la estimulación cerebral.

He de confesar que me puse muy contenta al ver que en una cuenta de Instagram de Silvia de hacía años, sin ningún uso, su dueña empezaba a subir fotos de sus preciosos caballos. Los pacientes con sufrimiento crónico y sus familias no pueden hacerse una idea del grado de satisfacción que me produce saber que hemos conseguido mejorar la situación de sufrimiento en la que estaban inmersos. Y, de igual manera, cuando no lo conseguimos, me frustro muchísimo, no se imaginan cuánto.

Han pasado ya dieciocho meses desde la última cirugía y los cambios que explicaba a la semana del alta se siguen manteniendo. Desconocemos si serán para siempre o no. Como tampoco sabemos si habrá algún descubrimiento en neuromodulación o en algún otro campo de la neurociencia que haga mejorar la situación de pacientes con dolor neuropático.

Silvia es una persona bastante reservada, así que ha sido sumamente generosa con nosotros al regalarnos un emotivo vídeo explicando extraordinariamente bien su vivencia con el síndrome de Sudeck y con la neuromodulación del componente afectivo del dolor. Este vídeo ha viajado hasta congresos internacionales y es el vídeo referente en la web de la Unidad de Neuromodulación y Dolor del Hospital del Mar.

5

PROYECTO CARMEN

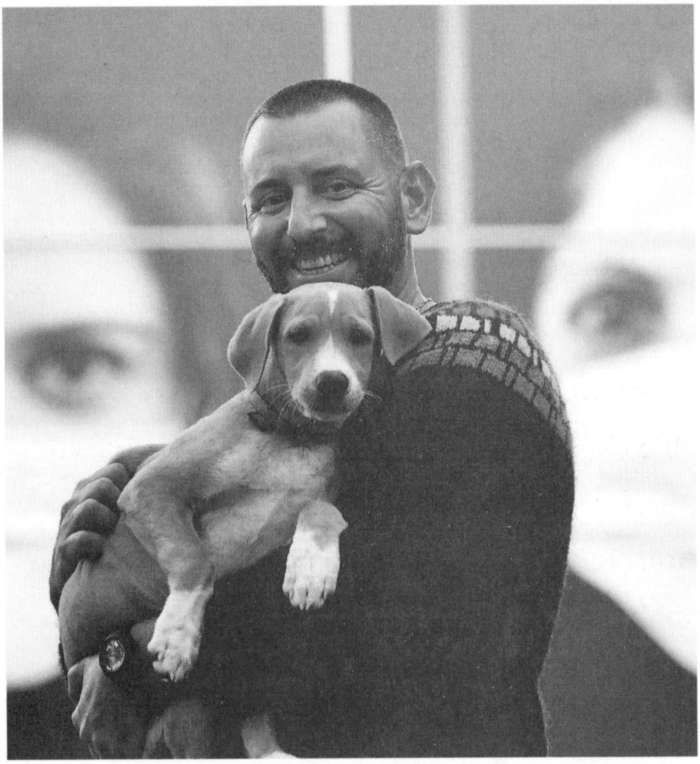

No se puede caer bien a todo el mundo. Imposible. Aunque yo he conocido a una persona que podría llegar a romper ese dogma. Se llama Raúl González y es paciente, amigo y colega de profesión. Es, además, de ese tipo de personas que llevan un ángel con él.

Raúl tiene cuarenta y seis años, y es anestesiólogo. Se formó en el hospital donde yo trabajo, pero por una disincronía absurda de los relojes de la vida, no llegamos a coincidir como compañeros: me incorporé como médica adjunta al servicio de Neurocirugía justo cuando él terminaba la residencia de su especialidad, así que, como mucho, nos cruzamos en la puerta. Yo entrando y él saliendo.

Durante años, Raúl viajó muchísimo como médico de la Organización Mundial de la Salud por países en vías de desarrollo e hizo una labor titánica en estas regiones durante la pandemia de la COVID. Pero en una ocasión, mientras estaba en Brasil, sufrió una crisis epiléptica. Le hicieron allí mismo una resonancia cerebral y le encontraron una lesión en un área del cerebro asociada a la movilidad de la mano, el brazo y la pierna izquierda.

Los colegas médicos que lo atendieron en Brasil no sabían con certeza de qué se trataba esa lesión. Podía ser un tumor o una parasitosis, que es una infección provocada por algún microorganismo endémico en esas latitudes.

Con el resultado de la resonancia y la incertidumbre sobre la letra pequeña del diagnóstico, Raúl llamó a su amiga Elisa, neuróloga del Hospital de Mar, y comenzó a gestionar su traslado a España y, en concreto, allí donde un puñado de años atrás él mismo se había formado como médico.

Al llegar al hospital, lo sometimos a varias pruebas diagnósticas para asegurarnos de que lo que habíamos visto en la resonancia no era un glioma maligno, que es un tumor de muy mal pronóstico, sino una infección parasitaria, que tenía un porvenir más favorable. Sin embargo, las pruebas no concluyeron nada.

Sin diagnóstico claro y con la incógnita de si se trataba de una infección, se planificó la cirugía. Los cirujanos acostumbramos a saber, solo con el aspecto y la consistencia de la lesión que estamos operando, qué tipo de patología tenemos delante, pero en este caso era difícil de concretar.

Enviamos una muestra al anatomopatólogo para el estudio rápido durante la cirugía, pero tampoco esas pesquisas simultáneas a la intervención pudieron determinar el diagnóstico. Había que esperar al estudio anatomopatológico definitivo y eso tardaría unas semanas.

Raúl se recuperó bien y, tanto él como todos nosotros, teníamos la esperanza de que el diagnóstico fuese el más favorable. Pero no ocurrió así. El día que acudió a que le retiraran los puntos, acabábamos de saber el resultado del estudio de la lesión: se trataba de la peor opción posible, un glioblastoma.

En la consulta, notó mi rostro serio.

—¿Qué te pasa? ¿Mal día? —me preguntó inquieto.

—Sí —articulé, todavía desencajada por el resultado que acababa de conocer.

—¿Qué te ha pasado? —insistió.

—Raúl, tenemos el resultado de anatomía patológica: es un glioblastoma —dije aturdida.

Creo que fui brusca al dar la noticia, pero no supe cómo hacerlo mejor en ese momento. La rabia me superaba.

El diagnóstico retumbaba en mi cabeza y en la suya. Estuvimos unos cinco minutos en silencio. Sin decir ni una palabra. Callados. Cavilando ambos, supongo. A veces, el silencio es el mejor diálogo entre dos personas que se entienden a la perfección.

—Quítame los puntos ya —soltó de golpe para romper ese silencio atronador—. Quiero irme. Necesito irme y respirar. Quiero estar solo.

No sé cómo pude contener tanta pena y quitar esos puntos sin derrumbarme. Sé muy bien cuándo un paciente que recibe una mala noticia quiere hablar del tema o no. Raúl, claramente, no quería y tenía que respetarlo. Por el momento.

En cuanto puse el apósito en la herida, ya sin puntos, cogió su bolsa y se fue.

El glioblastoma es el tumor cerebral más maligno y, probablemente, el más agresivo de cuantos podemos tener en el cuerpo. Su tratamiento, siempre que sea posible, consiste en la extirpación máxima, seguido de radioterapia y quimioterapia. En la actualidad existen diferentes ensayos clínicos de fármacos en estudio, pero ningún tratamiento hasta la fecha ha logrado la cura de esta enfermedad tan cruel.

Raúl es el menor de tres hermanos. El mediano murió a los veinte años en un accidente de tráfico, y ahora él tenía este maldito diagnóstico. Su madre, Carmen, aún no se había recuperado del fallecimiento de uno de sus hijos y ahora debía enfrentarse de nuevo a un pronóstico aciago en su casa.

Mi amigo, de hecho, estaba más preocupado por sus padres que por él mismo. Le angustiaba perder autonomía en algún momento y tener que depender de ellos para realizar las actividades cotidianas más básicas. No quería esto.

A pesar del primer golpe que supuso el diagnóstico de la enfermedad, la extraordinaria vitalidad y capacidad de adaptación de Raúl le hicieron retomar enseguida las riendas de su vida y ser lo más positivo posible, con ganas de hacer mil cosas. Y luchar. Quería volver a trabajar en cuanto fuese posible. Se encontraba bien física y psicológicamente, y realizó el tratamiento de radioterapia y quimioterapia sin ningún problema.

En el protocolo de seguimiento de un paciente con glioblastoma, se efectúa una resonancia cerebral cada tres meses. En esa prueba de control, a los doce meses de la cirugía, vimos una nueva lesión, en el mismo lugar donde el tumor había sido extirpado. Claramente, se trataba de una recidiva del glioblastoma.

Raúl fue intervenido por segunda vez y se confirmó el diagnóstico: el agresivo tumor había vuelto a aparecer.

Durante el postoperatorio, mientras estaba en planta, me escribió un mensaje por WhatsApp.

—¿Tú me has enviado una monja a la habitación?

—¿Yo? ¿Por qué iba a hacer eso? —le respondí perpleja. No entendía a qué venía esa pregunta.

—Pues alguien lo ha hecho y ha sido un momento difícil, aquí con mis padres y mi tía... Mi familia, al ver a la monja que venía a hablar con nosotros, ha pensado que me voy a morir. Y a partir de ahí, todo lo que puedas imaginar se queda corto. He tenido que intervenir para calmarlos.

—Te pido disculpas, Raúl —le contesté todavía atónita—. El servicio religioso, en forma de acompañamiento espiritual, está presente en los hospitales en este país, pero es verdad que se debería preguntar si uno lo quiere o no lo quiere.

Con las aguas más calmadas después del desafortunado incidente, y cuando ya había pasado un mes desde la última cirugía, Raúl quiso celebrar su cuarenta y cinco cumpleaños. Su gran amigo Michael le montó una fiesta espectacular, a la cual fui invitada. Fue un encuentro donde se volvió a mostrar, una vez más, lo querido que era este hombre. Y ahí, en medio de la celebración, Raúl me presentó a Sara, a la que había conocido unos meses atrás.

Sara trabajaba como responsable del acompañamiento espiritual laico para los pacientes y familiares que lo necesitasen. Me contó que era algo excepcional, muy pionero en España, pero me entusiasmó la idea de poder incorporarlo en el hospital en el que yo trabajo.

—Me fascina la idea. ¡Cuánto bien puede hacer! —le dije ilusionada.

—Me alegro de que lo veas así. Hay gente que no lo acaba de entender del todo, porque asocian lo de espiritual a religioso, y no es así —puntualizó contundente—. Lo espiritual va más allá de la religión, es independiente de las creencias religiosas. Yo cuando explico lo que hago intento no nombrar la palabra «espiritual» para no confundir. Lo describo como que puedo acompañarle a encontrar equilibrio y calma en estos momentos difíciles.

De alguna manera, había que dar con la fórmula para poder introducir en mi hospital el acompañamiento espiritual laico, concebido como un *coaching* de afrontamiento ante la adversidad y vulnerabilidad que una enfermedad nos puede traer.

Justo el mes previo, había salido la convocatoria anual para la solicitud del Proyecto Estrella en mejoras de la calidad asistencial 2023. Es un tipo de convocatoria que el hospital ofrece para incentivar a cualquier trabajador a mejorar la atención del paciente y las familias. Se me ocurrió que era el marco perfecto para presentar un proyecto donde pudiésemos introducir el acompañamiento espiritual laico a los pacientes neuroquirúrgicos.

Así que nos reunimos Raúl, Sara y yo, y redactamos cómo tendría que ser el proyecto.

Raúl propuso que la iniciativa llevase el nombre de su madre, Carmen. Y a mí me pareció un magnífico homenaje. Elaboramos el plan bajo el título de «Proyecto Carmen: acompañamiento espiritual laico a los pacientes neuroquirúrgicos», y tres meses después, nos anunciaron que había sido seleccionado como uno de los ganadores.

Raúl y yo seríamos los coordinadores principales del proyecto y Sara ejercería de profesora. Pronto se creó un grupo de profesionales con interés en esta iniciativa, a los que Sara se encargaría de formar, y, hoy en día, ya estamos llevando a cabo el Proyecto Carmen en el hospital. La idea es proporcionar acompañamiento para ayudar a encontrar el sentido que, en ocasiones, uno necesita para afrontar la vida ante duras adversidades.

Vemos a muchos pacientes y familias, en momentos muy vulnerables de su vida, como cuando te diagnostican un cáncer en el cerebro, o cuando despiertas, totalmente dependiente, tras una hemorragia cerebral. Este proyecto, que por tiempo y presupuesto se ha centrado en los pacientes neuroquirúgicos y sus familias, tiene una duración de dos años, y a falta de recoger de manera objetiva los resultados, mi impresión es que está siendo un trabajo brillante y tiene muy buena aceptación.

Este proyecto nos unió aún más a Raúl y a mí. Llego a decirme que ojalá nos hubiéramos conocido en otras circunstancias más favorables porque hubiéramos hecho muchas cosas para la medicina y los pacientes. Él ya era un paciente experto, al mismo tiempo que médico, por lo que su punto de vista era sumamente valioso.

Discutimos mucho, junto a Sara, acerca de cuál era la mejor manera de objetivar el valor que aportaba este acompañamiento. Y estas discusiones resultaron en extremo enriquecedoras, porque daban pie a hablar sobre aspectos trascendentes de la vida. Debatíamos durante horas, por ejemplo, si deberíamos recoger variables como si la persona era religiosa o no lo era, o si el acompañamiento podía hacerlo cualquier profesional de los que nos estábamos formando.

¿Cómo iba a entender el paciente que la misma persona que lo iba a operar, entrase en la habitación para hacerle acompañamiento espiritual sobre la impactante noticia que acababa de recibir? Quizá lo que más nos costó consensuar fue cómo íbamos a explicar a pacientes y familias que teníamos en marcha un proyecto para ofrecer acompañamiento espiritual laico, totalmente opcional. Estábamos convencidos de que serviría de ayuda a mucha gente, pero era difícil describir, en palabras sencillas, qué era exactamente lo que se ofrecía.

Sara, que ya tenía unos años de experiencia en acompañamiento espiritual con pacientes y familias, aunque no del ámbito neuroquirúrgico, nos insistía reiteradamente en no mencionar la palabra «espiritual», porque decía que los pacientes y las familias lo asociaban con algo religioso, y les confundía. Ella proponía explicar este proyecto como una ayuda para gestionar la información recibida y encontrar la calma y la serenidad necesarias para afrontar la situación. Yo lo veía como un *coaching* de emociones, para poder dar sentido a la desgracia. Y una vez más, volvía a aparecer en mi mente el psiquiatra Viktor Frankl y su libro *El hombre en busca de sentido.*

Cuando me pongo a pensar en esas charlas que mantuvimos sobre la vida y la muerte una neurocirujana, su paciente con un diagnóstico de tumor cerebral maligno y una profesora de acompañamiento espiritual laico, se me escapa una sonrisa. Era una escena inverosímil, pero hermosa a la vez.

Mientras llevábamos a cabo el Proyecto Carmen, hubo un día en el que Raúl, que acostumbraba a participar siempre de forma muy activa en las clases, no acudió. Era raro. Algo pasaba, pensé. Se encontraba cansado y se despistó de la hora de la clase, me dijo. Pero días después, en una resonancia, se descubrió una recidiva del glioma, esta vez mucho más agresiva que en las ocasiones anteriores.

Tras discutir el mejor tratamiento en esta situación, se decidió realizar un tipo de quimioterapia nueva, pues la opción de resección quirúrgica no era viable en esta ocasión y, por las características del tumor, tampoco era candidato para participar en un nuevo ensayo clínico de fármacos o inmunoterapia para el glioblastoma.

Durante la quimioterapia, Raúl continuó acudiendo a las clases de formación con Sara y el resto del equipo del Proyecto Carmen. Siempre con una sonrisa y preocupándose por todos en un gesto de resiliencia llevada al infinito. Pero la realidad es tozuda y, pese a la nueva quimioterapia, el tumor progresaba. Lentamente, pero avanzaba. Y Raúl dejó de asistir a las clases del Proyecto Carmen.

Había pocas opciones de tratamiento. Solo una se adecuaba bien a las características de localización y tamaño del tumor: la ablación térmica con láser. Había pacientes tratados ya en Estados Unidos y en algunos sitios de Europa, pero ninguno en España. Nosotros conocíamos bien esta técnica, la utilizábamos desde hacía cuatro años para tratar a pacientes con epilepsias que no responden a fármacos. Era una opción con complicaciones, cara y que no iba a curar la enfermedad, pero podía dar tiempo de vida.

Raúl entendió perfectamente el tipo de tratamiento y las expectativas de este. Quería estar con su familia un poco más, necesitaba más tiempo. Pero también tenía dudas.

Esta fue la conversación que mantuvimos por WhatsApp unos días antes de la cirugía:

—Vengo de ver una obra de teatro de lo más alternativa —me contó.

—Pero ¡qué suertudo eres! —respondí.

—Bueno... No me considero la persona con más suerte de este mundo, precisamente

—Todo es relativo, querido amigo —acerté a decir para intentar animarlo—. No se trata de tiempo, sino de su calidad, y tú has sido muy suertudo en ese aspecto. ¡Menuda vida intensa la tuya! No todo el mundo puede decir lo mismo. Mucha gente tiene una vida de amistades u amores falsos, de apariencias... En definitiva, vidas vacías.

—En eso te doy la razón. He tenido una vida muy plena. Quizá corta y quisiera más, pero plena. Ahora estoy agotado, anímica y físicamente. Tengo cada vez más síntomas, no sé si irme con mis padres en tren a Granada y pasar los días que me queden con ellos viajando.

—¿Qué síntomas han aparecido estos días? —le pregunté. Sabía que las secuelas del tumor seguirían avanzando a mayor o menor velocidad.

—Camino con inseguridad, no necesito apoyarme, pero noto como que no puedo ir lo rápido que quisiera. No sé si preferiría quedarme como estoy y que evolucione como tenga que ser, donde tenga que ser —dudaba; la decisión no era sencilla.

—Lo entiendo, si no deseas hacer la cirugía de láser propuesta para esta semana, la anulamos. Sabes que solo puede alargar tiempo —le advertí de nuevo.

—Lo sé, y cuando miro a mi madre pienso que necesito más tiempo para despedirme de ella... Si las cosas no salen bien, apagadme. Recuerda que quiero donar los órganos. No me extubéis de entrada.

—Respetaremos tus voluntades. Puedes estar tranquilo —le escribí.

—Gracias infinitas, salga como salga todo.

La cirugía con láser se practicó sin incidencias y la resonancia cerebral realizada al día siguiente no mostraba captación de contraste, que es la manera de visualizar los tumores malignos. Nos pareció increíble, un milagro. Pero no sabíamos por cuánto tiempo y teníamos que ser realistas.

Raúl quiso invitarme a comer para su cumpleaños, el 4 de julio. Apenas habían pasado siete semanas desde la última intervención, pero cuando llegó al restaurante, ya lo vi francamente peor: caminaba con muleta y el brazo izquierdo se movía con serias dificultades. El tumor estaba progresando.

En esa comida hablamos de la vida, de la pasada y de la actual. Me conmovía ver cómo él me preguntaba y se interesaba por la mía, asegurándose de que estaba todo lo bien que necesitaba. Cuánta generosidad en un ser humano, pensaba una y otra vez. Y así, celebramos su cuarenta y seis cumpleaños. El último.

A la siguiente semana, Raúl ingresó en urgencias, después de que una caída le provocase un neumotórax, que es una afección que se produce por una entrada de aire entre la pleura y el pulmón, haciendo que el pulmón quede comprimido y el paciente no pueda respirar bien. Tuvieron que colocarle un drenaje torácico para resolver ese cuadro clínico, pero también durante el ingreso sufrió una infección de la herida que hubo que limpiar y revisar en el quirófano. En esos días que permaneció hospitalizado, le hicimos una nueva resonancia cerebral y pudimos ver claramente que el tumor había crecido otra vez.

Por esas fechas también habíamos comenzado la parte práctica del Proyecto Carmen. Siempre supervisados por Sara, la profesora, llevábamos una semana aplicando el acompañamiento espiritual si el paciente o la familia lo pedía y pensé que Raúl lo podría necesitar. El tumor estaba creciendo, su situación era clínicamente mala y no había más tratamiento oncológico que ofrecerle.

—Raúl, ¿qué te parecería si lo que hemos

aprendido en la formación del Proyecto Carmen lo aplico contigo? —le pregunté con prudencia; las palabras que se apelotonaban en mi cabeza iban ganando firmeza y seguridad cuando las decía en voz alta—. Te estoy preguntando, amigo mío, si necesitas y quieres acompañamiento espiritual —terminé.

—Sí, claro que lo quiero —respondió sin dudar.

—Este será oficial, porque de los acompañamientos no oficiales, creo que, sin saberlo, hemos hecho unos cuantos —sonreí.

—Sí, yo también lo creo, Gloria.

Y así, el Proyecto Carmen se hizo más presente que nunca. Quienes tuvimos la idea, gestamos e hicimos realidad esta iniciativa de acompañamiento espiritual, llevaríamos a cabo uno con nosotros mismos como protagonistas: Raúl, mi amigo y paciente, lo recibía; y yo, su neurocirujana y amiga, lo ponía en práctica.

Raúl pasó sus últimos días en casa. Tranquilo, en paz y acompañado siempre. Disfrutaba de cada instante y, como solía hacer, me seguía enviando mensajes por WhatsApp, preguntándome cómo estaba. Hasta el final. Murió el 3 de septiembre de 2024. Menuda lección de vida nos has dado, querido amigo.

6

«LO QUE LA BICI ME QUITÓ, LA BICI ME LO HA DEVUELTO»

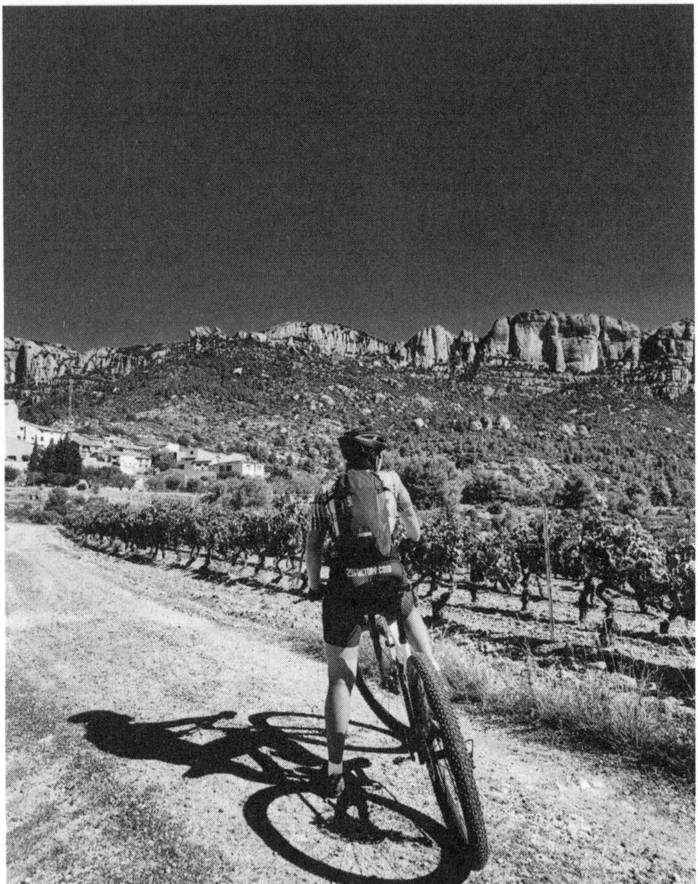

La actitud positiva y poner toda la voluntad en un propósito son, en ocasiones, elementos clave para mejorar algunos cuadros clínicos sin más tratamientos posibles. Este es el caso, por ejemplo, de muchos pacientes que sufren secuelas cognitivas, de conducta o de personalidad tras un daño cerebral.

Anna Fraile era médica residente de tercer año de Traumatología en mi hospital. Una vez finalizada la carrera de Medicina, los recién graduados suelen participar en unas oposiciones a partir de las cuales se escoge plaza para especializarse en una disciplina médica. Estos años de formación son lo que se conoce como residencia y, según el área de especialización, el periodo de aprendizaje dura entre tres y cinco años. En el caso de Traumatología, la formación duraba cinco años. Un lustro en el que Anna había decidido volcarse a conciencia para aprenderlo todo sobre la especialidad que tanto adoraba. Estaba entusiasmada con la traumatología y a ella dedicaba la mayor parte de su tiempo, casi todo el que no le robaba su otra pasión: el ciclismo.

Una tarde, mientras hacía uno de sus paseos habituales con su bici de carretera, la atropelló un coche. Sufrió un traumatismo craneoencefálico severo y su estado era muy grave. Ingresó en estado de coma en la uci del hospital más cercano al lugar del accidente. El diagnóstico fue una lesión axonal difusa, un daño neuronal, normalmente extenso, que se produce por el movimiento brusco del cerebro contra el cráneo. En la imagen radiológica, ya sea por tac o resonancia, la lesión es poco llamativa porque no se aprecian grandes hematomas, pero el daño neurológico, producido por el cizallamiento de las neuronas de manera amplia, puede ser mucho peor y las secuelas, más graves.

Tras varios días sedada, con monitorización de la presión intracraneal y el gran temor de fondo de si despertaría o no, se le retiró la sedación y se esperó, a ver qué ocurría.

Anna recuperó la consciencia poco a poco y eso ya era una magnífica noticia. En las siguientes semanas, ya en planta, sus médicos descubrieron que había una afectación cognitiva, que es una secuela frecuente en los pacientes que sufren lesión axonal difusa. Anna estaba lenta, tanto en pensamiento (bradipsiquia) como en la planificación de los movimientos (bradicinesia); tampoco era capaz de mantener la atención más de unos minutos, olvidaba cosas habladas el día previo, estaba irritable y sumamente cansada, sufría cefaleas prácticamente todo el día y le molestaban los ruidos, las luces y las personas. Regresó a su casa al mes del accidente, pero continuó bajo seguimiento médico y con resonancias de control para evaluar su evolución clínica hasta que fue dada de alta unos meses después.

Estaba estable, pero no era la Anna de siempre, aunque pudiera parecerlo. Quien se la cruzaba unos minutos veía a una joven normal, sin más. Pero en absoluto era la de antes: las secuelas cognitivas, de conducta y de cambios de carácter, la cefalea diaria, el cansancio y la intolerancia a ruidos, luces y aglomeraciones, se mantenían. La cicatriz neurológica del accidente persistía y, de hecho, ella seguía de baja. En ese momento, no estaba en condiciones, ni mucho menos, de continuar la residencia de Traumatología.

Antes del accidente, yo había visto a Anna por el hospital, como a tantos otros residentes, pero no la conocía personalmente. Un día, uno de sus médicos adjuntos, con quien ella mantenía una buena amistad, me explicó lo que le había sucedido y que le habían dado el alta en el hospital donde estuvo ingresada, pero que estaba perdida porque no se encontraba bien. Mi compañero me pidió si podía verla y valorar su caso.

Visité a Anna esa misma semana y me explicó con todo detalle los síntomas cognitivos que sufría, pero también los cambios de conducta y de carácter, la cefalea y el cansancio permanente que no mejoraban. Se sentía bastante incomprendida, y eso añadía más angustia y desasosiego a su estado de salud.

—Bueno, Anna, tienes mucha suerte de estar viva y eso ya es un logro —dije para intentar tranquilizarla—. Algunos de estos problemas que padeces mejorarán con el tiempo, otros incluso pueden desaparecer, y otros no se irán y tendrás que aprender a convivir con ellos.

—¿Puedo hacer algo? —inquirió abrumada por la desesperanza.

—Podemos hacer varias cosas. Te voy a recetar algunos fármacos para el dolor de cabeza y para que puedas dormir. Te verá una neuropsicóloga, la psiquiatra y la psicóloga, si lo considera necesario.

—Gloria, ¿tú crees que podré volver a la residencia? —me preguntó angustiada.

—No lo sé —admití con prudencia—. Sabes lo que implica la residencia: es un estrés constante en todos los aspectos, requiere de una atención y memoria a alto nivel, implica hacer guardias, estar en cirugías complejas, pasar horas y horas estudiando. Ahora, por ejemplo, no eres capaz ni de leer cinco líneas seguidas porque te cansas y te duele mucho la cabeza. Vamos a ver de qué daño partimos tras las evaluaciones que vamos a hacer y, según los resultados, iremos viendo...

Me resultaba muy difícil y doloroso decirle a Anna que las probabilidades de que pudiese volver a ejercer de traumatóloga algún día eran bajas, así que preferí dejar la puerta abierta y que fuese el tiempo el que hablase.

Durante casi un año, Anna siguió las evaluaciones e indicaciones ofrecidas tras los exámenes de neuropsicología y psiquiatría. Cada mes, me escribía un detallado mensaje de WhatsApp explicándome cómo se iba encontrando física, mental y anímicamente. Lo comentábamos y yo la felicitaba por los pequeños avances, aunque a veces fuesen casi imperceptibles. Anna sabía que yo era neurocirujana y mi ayuda, en su caso, iba a ser nula porque no había nada que yo pudiese operar, pero me otorgó un papel de guía-coordinadora-psicóloga que yo terminé aceptando. Si era lo que necesitaba, no podía decirle que no.

Realmente, yo no hacía más que escucharla y darle mi opinión o algunos consejos sobre cómo afrontar cuestiones del día a día, pero para ella, todo eso era una gran ayuda y me lo agradecía constantemente.

Anna tenía una voluntad increíble para intentar mejorar las secuelas que sufría. Si estar con demasiada gente, el ruido y las luces le provocaban ataques de ansiedad, intentaba una terapia de choque y se exponía a ellos. Un día, por ejemplo, decidió ir a conciertos y empezó por el de Bruce Springsteen, de quien era una gran seguidora. El intento fue un desastre: no aguantó ni la primera canción y tuvo que salir corriendo del recinto por la angustia que le entró. El segundo intento, durante la actuación de un grupo catalán de rock en una sala cerrada de Barcelona, tampoco fue bien. Pero a la tercera tentativa, un concierto al aire libre, pudo controlar mejor la angustia y resistió casi hasta el final del evento. No había conseguido, sin embargo, superar la ansiedad de estar encerrada en un avión y, aunque lo intentó, el resultado fue un fracaso absoluto.

Para el cansancio, la falta de concentración y el dolor de cabeza diario, optó por combinar los fármacos prescritos con salir a dar paseos en bici de montaña. Empezó a hacerlo cada día. Primero un par de horas, luego cuatro y hasta cinco diarias. Y se dio cuenta de que, mientras estaba montada en la bici, conseguía desconectar de sus problemas y desaparecía el dolor de cabeza, el cansancio, la angustia, el aturdimiento y la molestia que le generaban el ruido y la luz. La bici, de repente, se había convertido en su gran terapia.

Era una paciente tozuda. Pero también ingeniosa. Y como leer le producía cefalea y aturdimiento, decidió obligarse a leer cada semana un mayor número de páginas hasta lograr retrasar esos síntomas. Cuando no podía demorarlos más y aparecían, paraba de leer y salía a dar un paseo con la bici.

Realmente, era muy emotivo leer por Whats-

App el relato de todos los retos que se obligaba a hacer, pese a lo mal que lo pasaba, para burlar las secuelas que le había dejado el accidente. Y qué gratificante resultaba, para ella y para los que sabíamos de su esfuerzo, cuando lograba vencer los límites de su cuerpo y superarse un poco más.

Las secuelas cognitivas después de un traumatismo craneal grave siguen un curso bastante caprichoso. Más allá de la edad, que es un factor totalmente condicionante en la recuperación neurológica (las personas más jóvenes tienen más plasticidad neuronal), no hay otros condicionantes claros que predigan la recuperación. Desconocemos por qué pacientes con la misma franja de edad, mismo diagnóstico (lesión axonal difusa) y estados cognitivos iniciales similares tienen recuperaciones tan diferentes. Y tampoco existe un tratamiento o una rehabilitación específica para el daño cognitivo.

Un día, Anna me pidió cita en la consulta.

—Estoy mejorando mucho. La bici me ha devuelto lo que la bici me quitó —dijo entusiasmada.

—Sí, es increíble, Anna. Estoy muy orgullosa de ti —asentí contenta de su visible mejoría.

—Gloria, ¿qué te parece si retomo la residencia? Creo que me veo capaz. Necesito hacer cosas útiles... He empezado a leer artículos científicos y puedo terminar de leerlos con muy poco dolor de cabeza —aseguró; pero la respuesta era complicada.

—Bueno —advertí—, yo puedo dar mi opinión, pero creo que necesitaríamos una última evaluación neuropsicológica para objetivar todas las mejoras que has conseguido este año y, por otra parte, consensuar con tu jefe de servicio y tutor de residente que hasta no ver tu adaptación, no hagas guardias porque ya sabes el estrés que suponen... ¿Qué síntomas te quedan todavía?

—Durante las mañanas estoy bastante bien. A medida que pasa el día, sin embargo, estoy más cansada, con falta de concentración y cefalea, así que lo que hago es salir en bici por la tarde. Eso me ayuda a acabar el día más o menos bien.

Anna se reincorporó a la residencia catorce

meses después del accidente. Quizá para quienes no sabían bien su historia, era una situación normal o, quizá, incluso que se reincorporaba algo tarde. No obstante, para quienes conocíamos su historia, el diagnóstico tras el traumatismo craneal y las secuelas que le habían quedado, volver a la residencia de Traumatología suponía un logro extraordinario. Había una baja probabilidad de conseguirlo y Anna lo estaba logrando.

Los primeros meses fueron duros, pese a que Anna intentó dar una sensación de normalidad y no se quejó nunca. Acababa la jornada laboral exhausta, pero quiso seguir adelante. Daba su mejor versión durante la mañana y luego, casi cada tarde, continuaba con su terapia personal de salir con la bici.

Pasó el tiempo y, cada vez, la adaptación era más fácil para Anna. Conseguía acabar la jornada menos agotada y había empezado a poder estudiar por las tardes, así que ella misma solicitó volver a hacer guardias. Dos años después, finalizó su residencia de Traumatología, con un nivel excelente y llena de proyectos por delante.

Antes de marcharse, Anna pasó un día por mi despacho.

—Quería venir a verte para darte las gracias. No solo yo, sino también mis padres y mi hermana. Gracias por todo.

—Pero ¡si no he hecho nada! —solté abrumada—. Lo has hecho todo tú.

—Me has escuchado siempre, cuando más perdida estaba, y has confiado en mí. Me has acompañado. Ha sido muy duro. La gente veía que podía andar y hablar, y no percibía el problema que había detrás.

Actualmente, Anna es una adjunta de Traumatología extraordinaria en un hospital a las afueras de Barcelona. Su gran hobby sigue siendo el ciclismo, que practica cuando no tiene guardia. Y, como gran fan de Bruce Springsteen, vuela con frecuencia para asistir a los conciertos que da el cantante en diversas ciudades del mundo.

Hay muchas Annas en la calle, muchas vidas interrumpidas por secuelas no visibles de un daño cerebral. En apariencia, todo está en su sitio, nada va mal, pero las cicatrices ocultas de las lesiones cerebrales hacen sufrir inmensamente al paciente, volcado en recuperar, al precio que sea, su vida de antes. Es importante que estas personas tengan quien los escuche; que no se minimice, por desconocimiento o mala fe, su situación real; y que alguien les acompañe en todo el proceso de recuperación. La mejoría puede ser solo cuestión de tiempo, pero, en ocasiones, ni siquiera esa opción resulta posible y lo único que les queda a estos pacientes es adaptarse a la nueva situación y a las limitaciones que les han impuesto sus propios cuerpos. El apoyo, en cualquiera de las dos circunstancias, es fundamental y, a veces, el único tratamiento que se les puede ofrecer.

7

«LUIS, EL MARIDO DE ELENA, ESTÁ EN EL TAC»

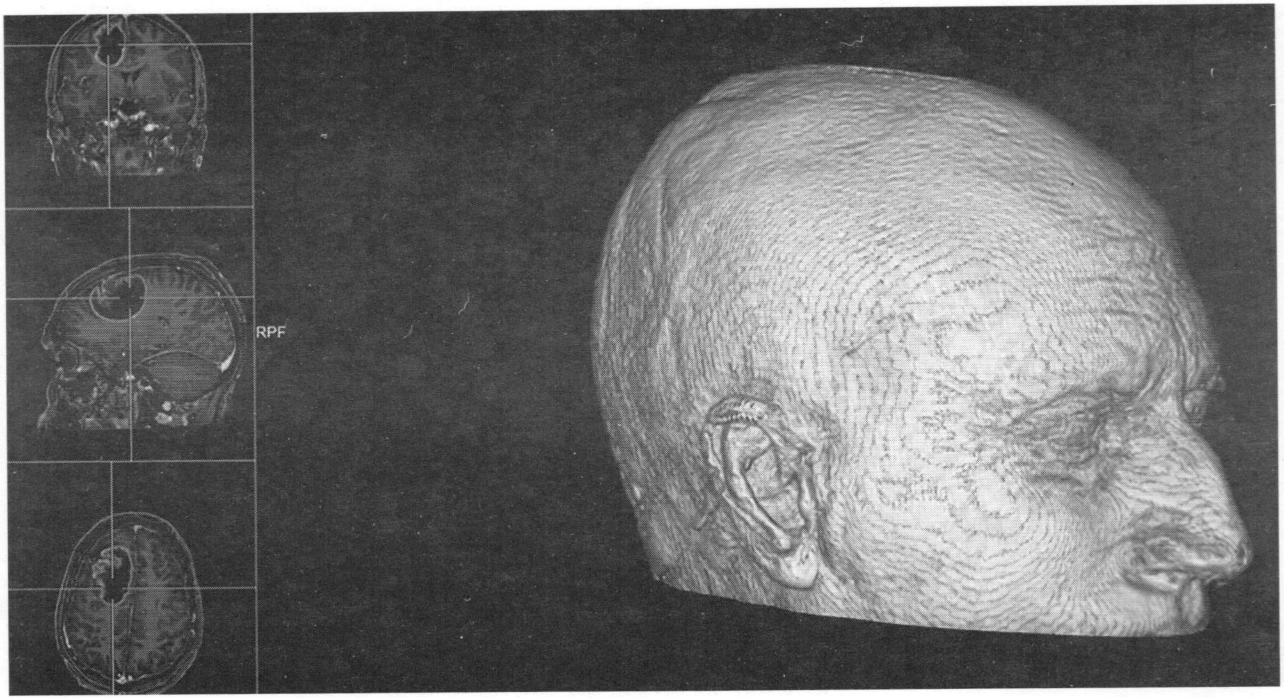
RPF

Uno de los momentos más duros para un neurocirujano es ese trance que compartimos con los médicos de la Unidad de Cuidados Intensivos (UCI) al cruzar el umbral de la sala de información a las familias. Ahí, en una anodina estancia de un hospital cualquiera, reportamos a los seres queridos el estado de nuestros pacientes más graves. Contamos con ilusión cualquier buena nueva, celebramos el más pequeño de los avances, apelamos a la paciencia para combatir el desaliento de la espera y, en no pocas ocasiones, somos también portavoces de las más tristes y crueles de las noticias.

Elena —no es su nombre real, pero por expreso deseo de la familia preservaremos el anonimato de todos ellos— es una médica intensivista extraordinaria. No solo por sus conocimientos y su entrega al trabajo, sino también por la inmensa empatía que tiene con las familias de sus pacientes. Informar junto a ella e intentar dar la información correcta, pero dosificándola adecuadamente para arropar a esos familiares llenos de incertidumbre y desasosiego, siempre me resultó más fácil. Con una mirada entre ambas bastaba para saber cómo actuar, qué decir ante cada emoción que brotaba de los seres queridos de un paciente y cuándo no proseguir con la información por el momento.

Un día, Elena se pasó al otro lado de la sala de información. De repente, se convirtió en una de esas familias que esperan respuestas de los médicos. Y yo era la encargada de dárselas. Ahí te das cuenta de nuestra vulnerabilidad como seres humanos, pero también de la resiliencia que esta profesión nos ha obligado a aprender para mantener la cordura.

Elena estaba embarazada de ocho meses. Era su segundo hijo. La mayor era una niña de ocho años. Mi compañera había decidido traer a su pareja, Luis, al hospital para someterlo a un tac cerebral y confirmar que no le pasaba nada malo. Llevaba unas semanas viéndolo algo raro; hacía cosas extrañas y además tenía algunos despistes impensables en él, como saltarse un semáforo en rojo.

Me llamaron al móvil desde la sala del tac.

—¿Puedes venir al tac? Es la pareja de Elena. Es grave. Baja. Tiene un inmenso glioblastoma y tenemos a Elena viendo en directo el tac—me dijo un compañero; cada una de esas palabras retumbó durante un larguísimo instante en mi cabeza hasta que logré reaccionar:

—¡Dios mío! Bajo.

El glioblastoma es el cáncer cerebral más maligno de todos los tumores que nacen en el cerebro y, probablemente, el más agresivo de todo el cuerpo. Hoy en día, no hay cura para esta enfermedad y, pese a todos los avances médicos para tratarla, que los hay, solo se ha conseguido prolongar algo más la supervivencia. El tratamiento, siempre que sea posible, dependiendo del área donde se localice el tumor y la condición física y neurológica del paciente, es la cirugía cerebral para intentar extraer la mayor cantidad posible de masa cancerosa. Luego, toca radio y quimioterapia. Someterse a esas tres terapias es lo que más prolonga la supervivencia en este tipo de cáncer, pero pese a todo ello, al final, siempre vuelve a aparecer.

No todas las zonas del cerebro son iguales en cuanto a la función cerebral que desempeñan y, por eso mismo, no todas las áreas tienen la misma importancia. Cuando valoramos una resonancia cerebral para ver la localización del cáncer —y qué consecuencias tendría extirparlo—, tenemos que entender muy bien qué podría pasarle al paciente si sacásemos el tumor. El glioblastoma no es como una bola en el cerebro. En absoluto. Este tipo de tumor se introduce entre las neuronas y las células gliales normales. Por lo tanto, al intentar extirparlo, necesariamente vamos a tener que extraer un trozo de cerebro con función, ya que las células malignas están mezcladas con las normales. Por este motivo, cuando los neurocirujanos decimos que este tumor no es operable, nos referimos a que, si lo quitásemos, el paciente perdería funciones muy relevantes para su desarrollo como persona (por ejemplo, caminar, hablar o entender algunas cosas le rodean).

Lo que vi en el tac cerebral de Luis era un inmenso glioblastoma ubicado en el lóbulo frontal derecho con límite en zonas cerebrales de la movilidad, de la rapidez en el pensamiento, de la ejecución de los movimientos, de la personalidad, de la conducta y de las emociones. Luis solo tenía cuarenta y tres años, y Elena, su pareja, mi compañera médica intensivista de la uci, estaba a punto de dar a luz. La situación clínica y familiar que se les venía encima era devastadora.

Pasamos todos a la sala de información de familias de la uci: junto a la pareja, entraron con nosotros también algunos compañeros médicos de ella y míos. Todos ahí, cabizbajos, en silencio. Elena, con esa barriga que anunciaba un parto inminente, se sentó junto a Luis en la zona de la sala destinada a las familias. Parecía que el mundo se había puesto patas arriba. Ella y yo siempre estábamos juntas al otro lado, pero ese día se hallaba frente a mí para ser informada del delicado momento que se cernía sobre su familia.

Intentamos explicarles, de una manera suave y cautelosa, la información que, en ese instante, debían saber con urgencia y dejamos para más adelante, cuando ya hubieran digerido el diagnóstico, el resto de los datos sobre la enfermedad. Luis, no sé si por su condición de ingeniero o por ser un gallego muy directo, hizo las preguntas que necesitaba saber de cara al tratamiento. Y aguantó el tipo con una entereza admirable durante toda la conversación. Daba la sensación de que nos quería poner fácil una situación que era de todo menos sencilla. Incluso tranquilizó a Elena con la manera de afrontar la noticia. Eran una pareja con una sintonía extraordinaria.

Al salir de la sala de información, le pregunté a Elena si podíamos hablar a solas y me la llevé a un aparte.

—Siento enormemente que estés viviendo

esto —arranqué, aún confundida por todo lo que estaba ocurriendo.

—Gloria, me resulta increíble que nos esté pasando esto. Es como si estuviese en un sueño y me fuese a despertar de esta pesadilla... Solo lo traje para demostrar que no le pasaba nada, para no encontrar nada... —repetía desesperada.

—Me ha sorprendido la entereza de Luis —le comenté realmente asombrada—. ¿Normalmente es así o se ha hecho el duro delante de ti?

—No... Él es así, resolutivo, práctico. No hace dramas nunca. También es muy cabezón y de ideas claras —me contó.

—Bueno, eso va a ayudar mucho —repuse.

Elena me confesó su preocupación por cómo se lo tomaría su hija, que solo tenía ocho años. Nos abrazamos. Había que digerir todo lo hablado en la última hora y continuar con la charla sobre el plan terapéutico al día siguiente. Se necesitaban unas horas para asimilarlo. No solo ellos, también yo.

Estoy más que acostumbrada a dar malas noticias y me he curtido para afrontarlas sin venirme abajo, pero cuando se trata de un compañero, un amigo, que sabe de sobra que estoy intentando suavizar una noticia realmente desgarradora, me siento fatal. Me invade una amarga sensación de ambivalencia, la eterna duda de si debo tratarle como un familiar más y darle algo de esperanza para hacer menos dura la noticia —aunque me parezca un insulto a sus conocimientos médicos—, o abordarlo como un compañero que también lidia diariamente con las malas noticias y confirmarle lo que piensa.

Operamos a Luis. La cirugía, que se practicó con él despierto, fue satisfactoria. En los tumores malignos cerebrales, aunque no sea posible curarlos hagamos lo que hagamos, podemos dar mayor tiempo de vida y extirpar todo o casi todo el tumor es lo que más pesa en ese alargamiento de vida. Así pues, todos los esfuerzos cuando preparamos una cirugía de un tumor cerebral maligno es un equilibrio constante para extirparlo todo sin dejar secuelas al paciente (o dejarle las mínimas posibles y que siga siendo independiente para caminar, hablar o entender).

El tumor de Luis afectaba a una parte del cuerpo calloso. Esta estructura cerebral sirve principalmente para funciones cognitivas y afectivas; cognitivas como mantener la atención, ser rápido en las respuestas o poder realizar dos tareas simultáneamente; y afectivas, como poder entender las emociones de los demás y actuar en consecuencia. En neurocirugía existe un gran debate abierto con las intervenciones de tumores malignos que pueden comprometer áreas clave del funcionamiento humano: por ejemplo, en un caso en el que se podría extirpar al máximo el tumor y dar mayor supervivencia, tenemos que valorar también dejar un poco de tumor y preservar aspectos cognitivos o afectivos muy importantes. Es un tema controvertido y nosotros lo valoramos siempre con el paciente y la familia. En este caso, lo hablamos con Luis y Elena, y les explicamos qué se podía ganar y qué se podía perder. Nuestro paciente lo tuvo claro: no quería más tiempo si no era capaz de reconocer de manera adecuada las emociones y las reacciones de la gente que quería.

Para preservar las funciones cognitivas y emocionales, debemos monitorizarlas durante la cirugía y esto implica que ha de ser con el paciente despierto. Durante la intervención, se le administra una sedación ligera y en los momentos en que necesitamos su máxima colaboración para que el neuropsicólogo, sentado al lado del paciente, evalúe sus funciones cognitivas y emocionales, reducimos los niveles de sedación. Y pese a estar despierto, el paciente no siente dolor. Este tipo de cirugía es habitual para intentar preservar los idiomas que habla un paciente, pero en ocasiones, como era el caso de Luis, también se realiza para evaluar otras funciones cerebrales que no son el lenguaje.

En esta cirugía, Luis colaboró al 200 por ciento. Estuvo increíble. Logramos una resección casi completa de la lesión. Se consensuó con él no extirpar el 10 por ciento del tumor en el cuerpo calloso, ya que, al estimular esta zona, Luis era incapaz de reconocer emociones básicas, como la tristeza, el enfado, la preocupación o la alegría.

Una vez recuperado de la cirugía, la pareja de Elena inició el tratamiento con radioterapia y prosiguió, siguiendo los protocolos terapéuticos, con seis meses más de quimioterapia.

Durante ese tiempo, además, llegó al mundo el nuevo hijo de la pareja. Fueron momentos de emociones encontradas, pero Elena actuó como una auténtica heroína: acompañaba a Luis a las sesiones de radioterapia mientras amamantaba a su bebé y cuidaba a su hija de ocho años en casa. Esa pareja proyectaba una paz inmensa y una enorme complicidad entre ellos. A veces, incluso podía parecer que, desde fuera, los que conocíamos la historia hiciésemos más drama de la situación que ellos mismos, que simplemente optaron por asumir con entereza lo que les había tocado vivir.

Creo que pocas veces me ha emocionado tanto el aplomo y la fortaleza de un paciente frente a la dura realidad de un diagnóstico adverso. La pareja me escribía mensajes de WhatsApp cada tanto, pero no para preguntar sobre la enfermedad, sino para dar las gracias. Y en un mundo donde la bondad acostumbra a escabullirse no pocas veces por las rendijas del egoísmo y el interés, resulta abrumador recibir toneladas de afabilidad y ternura de personas a las que les ha tocado vivir lo peor y, pese a ello, todavía se afanan en mostrar gratitud.

«Luis me está diciendo que te dé las gracias por estos ocho meses porque ha podido conocer al bebé y disfrutar de nuestros dos hijos», me escribió un día mi compañera.

Luis y Elena tenían claro que cada mes que pasaba era un regalo y que, en algún momento, tarde o temprano se acabaría.

A los nueve meses de la cirugía, hubo un empeoramiento clínico: Luis caminaba mal, veía doble. La resonancia mostró algo poco frecuente, una recidiva tumoral a distancia, en el tronco cerebral. Es muy inusual que un glioblastoma se disemine a otra zona del cerebro diferente a donde nació, pero a Luis le tocó esta baja probabilidad y, además, en la zona del cerebro más funcional e imposible de operar. El tronco cerebral es como las pilas del cerebro —sin ellas, nada funciona—, y cuando los tumores afectan a esta zona no se operan porque las secuelas neurológicas graves están aseguradas.

De nuevo, en este tipo de enfermedades, no se trata de conseguir tiempo de vida a toda costa, sino también calidad de vida; y este balance es nuestra premisa número uno cuando valoramos el tumor de un paciente.

Ante la nueva cara que mostraba la enfermedad, iniciamos un tratamiento con quimioterapia, pero clínicamente Luis iba cada vez a peor y una nueva resonancia reveló que este abordaje terapéutico no estaba siendo eficaz para nuestro paciente. Tampoco había ningún ensayo clínico en España en el que pudiésemos incluirlo. Se nos acababan las opciones y las ideas. Llegábamos al final de la enfermedad. Y de la vida de Luis.

Un día, me encontré a la pareja en el pasillo. Él iba en silla de ruedas y con un parche en el ojo para no ver doble, pero cognitivamente estaba perfecto. Acababan de salir de la consulta de Oncología. El cáncer avanzaba y no había mucho más tratamiento. Esta fue la conversación con

Luis, mientras Elena lo escuchaba atenta, con los ojos brillantes y repletos de amor y admiración:

—Gloria, quiero agradecerte todo el tiempo que me habéis dado. He podido disfrutar de mi familia y despedirme.

—Luis, ¿cómo puedes ser tan fuerte? Eso va con ser ingeniero o con ser gallego... —Con esta frase tan tonta intenté romper la dureza de la conversación, pero en ese momento el nudo en la garganta no me permitió soltar algún comentario más ingenioso.

—Estoy bien, no me duele nada y ella me mima a todas horas. No puedo pedir más.

—Luis, déjame abrazarte... ¡Qué lección nos estas dando a todos, querido!

Nos fundimos en un abrazo sincero y di otro también a Elena, que ya no pudo contener más las lágrimas. Esa fue la última vez que vi a Luis. Falleció a los cuatro días.

Elena se reincorporó a trabajar en la uci unos meses después. Es una mujer increíble, con una inmensa fortaleza y capacidad de superación. Le pregunté si tenía inconveniente en que explicase la historia de Luis en este libro. Ella se emocionó.

—Desde luego que sí, me emociona que me lo digas y que quieras contarlo. Es como un homenaje a Luis —observó conmovida.

—Es un homenaje, no lo dudes —le confirmé—. Su entereza ante la muerte me impresionó.

—Fue valiente hasta el final —me contó—. Me dijo que quería celebrar su cumpleaños. Lo celebramos con una fiesta a lo grande para él y, al día siguiente, se murió.

Elena me dijo que tanto ella como su hija mayor estaban bien, que habían trabajado mucho la despedida y, aunque el recuerdo de Luis seguía emocionándolas como el primer día, estaban intentando salir adelante. No quedaba otra opción.

Es tremenda la capacidad que tiene el ser humano para adaptarse a las circunstancias. A veces, pensamos que no seríamos capaces de soportar esto o esto otro, pero sí, sí que somos capaces. Se trata de supervivencia.

Dicen que un signo de inteligencia es la adaptación a las circunstancias que te plantea la vida. Esto es, la resiliencia. Y aquí, una vez más, vuelven a venir a mi mente las reflexiones del maravilloso psiquiatra Viktor Frankl, su terapia y su forma de entender la vida, la logoterapia. El científico defendía dar sentido a lo que ocurre o, dicho de otro modo: lo que sucede no lo puedes cambiar, pero sí tu actitud ante ello.

Pocas semanas después del regreso de Elena a la uci, tuvimos que informar conjuntamente a la familia de una joven paciente ingresada por una hemorragia cerebral y un pronóstico incierto. Era la primera vez que hacíamos de nuevo, de la mano, esta dura parte de nuestro trabajo. Mi compañera, como siempre, volvió a cumplir con su cometido de forma excelente, mostrando una enorme empatía con la familia y, aunque el drama personal todavía pesaba en su interior, supo estar a la altura, profesional y personalmente. Mientras consolaba a la familia, pensé: «¡Qué grande es esta mujer! No me extraña que Luis estuviese tan enamorado».

8

LA SALA ANI

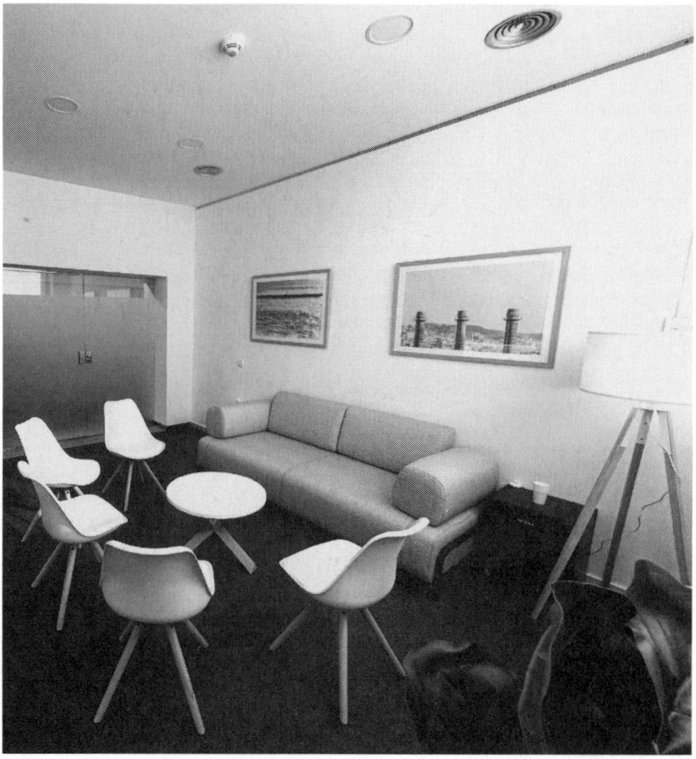

Desde mi toma de contacto inicial con la neurocirugía, ya en el primer año de residencia, echaba en falta un lugar exclusivamente destinado a dar información dura a las familias y a los pacientes. Me refiero a una estancia donde abordar esa clase de noticias que, aunque nosotros, los médicos, estamos acostumbrados a lidiar con ellas cada día, para los pacientes y las familias supone un inmenso impacto emocional.

En mi cabeza daba vueltas a ello muchas veces. Era un tema sobre el que rumiaba a menudo y al que, de una forma u otra, terminaba volviendo una y otra vez. Tanto me ofuscaba que, cuando empecé a ejercer de adjunta de Neurocirugía, en el hospital donde trabajo actualmente, en el cual llevo ya dieciocho años, pensé en donar parte de mi herencia para la construcción de una sala dedicada a dar información en unas condiciones dignas a las familias y pacientes.

Ese sería mi legado. Aunque ello significaba, claro, que yo nunca vería ni utilizaría esa sala, y que debería seguir teniendo conversaciones difíciles en un pasillo, en una sala con más personas o en un despacho con otros médicos. Irremediablemente, me tocaría continuar dando noticias complejas, a veces devastadoras, en espacios sin intimidad ni silencio, donde no se favorecía la empatía ni el respeto.

Lo que nunca imaginé es que, al final, sí llegaría a ver y utilizar esa sala de información a familias. Esta es la historia de la sala Ani.

Conocí a Ani y a su marido cuando ella sufrió su primera hemorragia cerebral. Tras salir de trabajar, Ani, de treinta y dos años, había ido a recoger a su hijo a la guardería y se notaba rara; pensaba y hablaba de forma lenta, y un hormigueo le recorría el brazo y la pierna derecha. Llegó a casa, esperó a que su marido volviese de trabajar y se fueron a Urgencias, donde un tac cerebral reveló la presencia de una hemorragia en una zona del cerebro bastante compleja.

Anatómicamente, nos referimos al área del hematoma de Ani como la zona entre la ínsula y la cápsula interna del hemisferio izquierdo. La paciente era diestra, por lo que su hemisferio izquierdo es el que domina el lenguaje, para entenderlo y para hablarlo. La ínsula es una parte del cerebro implicada en diferentes funciones: contribuye al lenguaje y participa en las emociones y en aspectos cognitivos. La cápsula interna, por su parte, es una asociación de neuronas cuya función es la motora —tanto de brazo como de la pierna y la hemicara— del hemisferio contralateral. Es decir, la cápsula interna izquierda de Ani controla la fuerza de su brazo, su pierna y su hemicara derechos.

La causa del sangrado se sospechaba, pero no se confirmó hasta realizar una resonancia cerebral al día siguiente: se trataba de un cavernoma cerebral que había sangrado. Los cavernomas son malformaciones vasculares que, normalmente, suelen aparecer en los primeros años de vida. En la gran mayoría de las personas son asintomáticos y se descubren, a veces, al hacer una resonancia por algún otro motivo. Pero en algunos pacientes sí que dan problemas de sangrado cerebral, como en el caso de Ani, o de crisis epilépticas sin que haya sangrado.

Los cavernomas son un ovillo de vasos compactados, parecidos a venas y arterias juntos, y suelen ser pequeños, aunque hay diversos tamaños y también pueden crecer. Una vez que un cavernoma ha sangrado, la probabilidad de que vuelva a hacerlo es alta y aumenta a medida que pasa el tiempo. Después de un segundo sangrado, el riesgo de resangrado es aún mucho mayor. Así que, tras un primer sangrado cerebral, solemos valorar la opción de cirugía, que es el único tratamiento posible en un cavernoma. Pueden irradiarse mediante radioterapia, pero no desaparecen, solo se encogen de tamaño durante un tiempo.

Ani se recuperó en unos días prácticamente de todos los síntomas por los que había acudido a Urgencias. Había tenido bastante suerte, pues un hematoma en el lugar del cerebro donde a ella le tocó tenerlo suele dar muchos más problemas y los pacientes no acostumbran a recuperarse tan rápido ni completamente de los síntomas.

Informamos tanto a Ani como a su marido del resultado de la resonancia, de que era un cavernoma, del tratamiento posible y de los aspectos negativos y positivos de una cirugía para extraerlo en una localización cerebral tan compleja.

No operarlo conllevaba el riesgo de volver a sangrar en cualquier momento, y este sangrado podría ser pequeño o masivo, y ocasionar una situación neurológica pésima. Por otra parte, someterse a la cirugía para quitar el cavernoma también planteaba la posibilidad de acabar con secuelas neurológicas, como dificultad para hablar y entender o para la movilidad de la pierna y el brazo derechos. La decisión no era fácil y optamos por dejarles un tiempo de reflexión tras el alta y retomar la conversación en unas semanas.

Ani y su marido eran personas de alto nivel cultural y estudiaron muchísimo sobre los cavernomas antes de acudir a las siguientes visitas de control. Ella era políglota y sabía lo que había en juego si algo salía mal: aparte de la movilidad, podía tener secuelas en el habla, una herramienta imprescindible en su trabajo. Ani era relaciones públicas en un hotel de Barcelona y manejaba cinco idiomas: su lengua materna era el armenio, pero hablaba y escribía perfectamente también ruso, inglés, francés y español.

A las dos semanas de haberle planteado la difícil situación de escoger entre una opción u otra, Ani solicitó una nueva visita conmigo. Acudió junto a su marido a la consulta con un puñado de dudas y mucha incertidumbre. Eran muy inteligentes y entendían perfectamente el dilema. La decisión era compleja.

—Doctora, tengo un gran problema porque, si no me opero, hay muchas probabilidades de que el cavernoma pueda volver a sangrar. Tengo treinta y dos años, por lo que tengo muchos años de posibilidades. Pero si me opero, estando el cavernoma donde está situado, en una zona tan profunda del cerebro, al lado de las neuronas de la movilidad y del lenguaje, la cirugía también me puede dar bastantes problemas.

—Sí, lo has entendido perfectamente, Ani.

—Doctora, ¿qué haría usted? —intervino su marido.

—Es una decisión muy difícil, porque siempre se ha de valorar pros y contras ante una cirugía y, en este caso, te diría que hay un 50 por ciento para cada opción, la de operar o la de no operar. Así que la opción que decidas será buena —respondí; no quería condicionarla a la hora de tomar una decisión.

—Ahora no estoy preparada psicológicamente para una operación así —replicó cabizbaja.

Entendía bien a Ani porque realmente cualquiera de las dos opciones era mala. Tenía treinta y dos años y toda una vida por delante, tanto para vivir con secuelas como para vivir con la sensación de que todo puede terminar de un momento para otro. Decidimos, pues, dar un tiempo para madurar la decisión y para ver el comportamiento del cavernoma. Estaba claro que, si había un segundo sangrado, la situación aconsejaba proceder a la operación pese a los riesgos de secuelas.

En el transcurso de un año, Ani se sometió a dos controles de resonancia, pero no se advirtieron cambios ni nuevos sangrados, y el cavernoma tampoco había crecido. Antes del siguiente control, Ani y su marido solicitaron una visita. Tenían algo nuevo que consultar.

—Doctora, nos gustaría tener otro hijo, pero no tenemos claro si, debido al cavernoma, habría riesgo de sangrado —me expuso Ani en mi despacho—. Hemos estado leyendo mucho, pero no sabemos qué pensar.

—No hay evidencia ni indicios que asocien el embarazo a un crecimiento o sangrado de un cavernoma. Es decir, podría sangrar o crecer de la misma forma que podría sangrar y crecer ahora.

—Es que tengo miedo —admitió Ani.

—Lo entiendo, pero te he de responder con datos, y los datos no muestran asociación.

A veces, como ocurría en el caso de Ani y su marido, los pacientes estudian tanto sobre su enfermedad, que acaban agobiándose al intentar asimilar y comprender todo lo que leen, aunque no siempre sea fácil de interpretar o falten respuestas absolutas. Tampoco sé cuál es la mejor actitud ante un diagnóstico tan complejo, la verdad: si la de pacientes como Ani, que quieren saber y entenderlo todo pese a la angustia que les genere la falta de certezas, o la postura de ese otro perfil de enfermos que no tiene gran interés por saber de su enfermedad, que solo se deja llevar y le parece bien todo lo que le explicas, aunque no acabe de entenderlo bien.

Ani decidió tener otro hijo y pronto se quedó embarazada. Los meses de gestación transcurrieron sin sobresaltos y el parto también, sin problemas para ella ni para el bebé. Sin embargo, a los pocos meses de dar a luz, en una visita de control, la resonancia mostró que el cavernoma había sangrado. Poco, pero lo había hecho y, además, había aumentado de tamaño.

Fue una consulta muy dura. La recuerdo con todo detalle: el bebé en el carrito, entre sus padres, y Ani escuchándome en silencio mientras se secaba las lágrimas. Su marido, acongojado también, no le soltaba la mano. Un segundo sangrado de un cavernoma es una muy mala noticia porque significa que las probabilidades de un tercero son seguras y, además, el aumento del tamaño lo hacía más certero si cabe.

Dejamos pasar unos días para poder tener una conversación más sosegada, con menor carga emocional, y abordar en detalle cómo sería la cirugía. Ani dominaba cinco idiomas y los quería conservar: con su familia hablaba en armenio, con su marido en francés, con sus hijos en español, y en el trabajo, se comunicaba en inglés y en ruso. El problema, además, no era solo conservar el lenguaje, sino también la movilidad de la parte derecha de su cuerpo.

No existe ninguna prueba que podamos hacer antes de la cirugía para definir con exactitud dónde está el lenguaje en el paciente que vamos a operar. Por ese motivo, cuando una persona tiene una lesión cerebral que está cerca o en una zona implicada en el lenguaje, la manera de asegurar que no dañas esta función es realizar la cirugía sin dormir al paciente, solo con sedación y anestesia de la piel, para poder comprobarlo durante la intervención.

Por tanto, había que hacer una cirugía con Ani despierta. Este tipo de operación es habitual en neurocirugía para extirpar tumores en la zona del lenguaje (donde están las neuronas implicadas en el habla y la comprensión), aunque, ocasionalmente, como en el caso de Ani, se trataba de otro tipo de lesión cerebral, un cavernoma. Lo que no era nada habitual, sin embargo, era hacer una cirugía despierta para poder preservar cinco idiomas. Revisamos las publicaciones que había sobre pacientes intervenidos con monitorización de cinco idiomas y solo encontramos dos personas en todo el mundo. Por lo general, cuando monitorizamos las lenguas del paciente en una cirugía, suelen ser dos y, raramente, tres los idiomas que vigilar. El motivo principal por el que se ha de chequear el lenguaje para cada idioma que habla el paciente es que cada uno de ellos está en una zona diferente del cerebro. Esto es, cada lengua tiene su posición distinta o compartida con otras que maneje el paciente. La lengua materna, la que hablamos desde la infancia, suele ocupar más zonas del cerebro, y el último idioma que se aprende o que se habla peor, acostumbra a ocupar menos áreas cerebrales. De tal manera, una vez conocemos dónde se sitúan los diferentes idiomas alrededor de la lesión que queremos extirpar, ideamos el camino más seguro posible para evitar dañar el lenguaje del paciente para cada uno de los idiomas que habla.

Organizar esta cirugía era complejo por varios motivos. Debíamos encontrar un intérprete de armenio y de ruso que quisieran (y se atrevieran) a estar en el quirófano. La neuropsicóloga, que está presente durante la cirugía con el paciente despierto y que va chequeando su lenguaje a través de diferentes test, podía realizarlos en inglés, francés y castellano sin problemas, pero necesitaba al lado, junto a la paciente con el cráneo abierto, a una traductora de ruso y armenio. Por otra parte, un factor que juega en contra de este tipo de cirugías es el tiempo, porque el paciente se agota, normalmente por estrés, y el tener que revisar y controlar cinco idiomas, con los diferentes test de los diversos aspectos del lenguaje, requería de un tiempo prolongado.

Además, en esta cirugía se añadía la dificultad de la profundidad a la que estaba el cavernoma, debajo de la ínsula y adyacente a la cápsula interna. Es decir, teníamos que hacer un amplio recorrido desde la superficie del cerebro hasta llegar al cavernoma sin dañar el lenguaje. Algo así como perforar una mina para llegar al centro, pero esquivando en esa trayectoria, que ha de ser lo más recta posible, cientos de explosivos en el camino. Una vez localizado el cavernoma, sin que haya ocurrido ningún problema de lenguaje o motor —porque, si no, la cirugía ha de finalizar—, toca extirparlo.

La extracción tampoco resultaba fácil debido a que, con los sangrados previos, había una cicatriz (lo llamamos fibrosis) que dejaba al cavernoma muy enganchado al cerebro, y separarlo requería de una maniobra microscópica muy laboriosa, vigilando cada paso que se iba a dar. Todo ello, además, evitando que en el trayecto afectásemos a la movilidad del hemicuerpo derecho y mientras Ani continuaba hablando.

Hubo un par de momentos en los que pensé que no podríamos continuar porque estaba demasiado adherido y el riesgo de secuelas era alto. Pero, finalmente, conseguimos extraer por completo el cavernoma sin afectar a los idiomas y la movilidad de Ani. Estábamos muy satisfechos. Ani colaboró maravillosamente bien durante toda la cirugía, pudo vencer al cansancio y superó todos los test que le hizo la neuropsicóloga.

Al finalizar la cirugía, lloró a mares de la emoción, por el estrés vivido, porque todo había pasado ya, porque había sido capaz de hacerlo, porque ya no había cavernoma y porque ella estaba bien. Yo no lloré y aguanté el tipo, pero necesité irme a mi despacho, sentarme y no hablar con nadie durante unas horas hasta que se me pasase el inmenso estrés físico y mental que llevaba acumulado. La resonancia de control no mostró ni rastro del cavernoma y Ani se recuperaba de la cirugía de manera excelente.

Unas semanas después de la cirugía, la empresa donde trabajaba Ani hizo, como era habitual por esas fechas, una cena benéfica. Sus jefes pensaron que sería un gesto de agradecimiento invitarme a la cena y entregarme el donativo para que yo eligiese a dónde destinarlo, así que acepté. En una maravillosa velada en la que pude apreciar lo querida que era Ani entre sus compañeros, los organizadores me dieron un micrófono y, delante de todo el público congregado, me preguntaron a qué fundación u ONG iba a destinar el donativo. Lo tenía clarísimo: iba a ser destinado al hospital, para poder realizar mi sueño de construir una sala donde poder dar información a los familiares y a pacientes, de la manera más digna y empática posible. Desde luego, el coste de esa sala, que tenía que construirse desde cero, era mayor que el donativo de la cena, pero los jefes de Ani no tuvieron ningún problema en asumir todo el importe de la obra porque el motivo les parecía más que justificado. Cada vez que pienso en su generosidad, me emociono, pues este altruismo no es frecuente hoy en día.

Reunir el dinero para sacar adelante la sala de información a las familias había sido todo un milagro, pero todavía faltaba sortear otro obstáculo: conseguir un espacio en el hospital. Para quien no lo sepa, el metro cuadrado de un hospital público es de lo más codiciado que uno pueda imaginar. Se aprovecha hasta el más mínimo espacio y siempre falta sitio. Pero también esta vez tuve la suerte de dar con personas que me ayudaron a hacer encaje de bolillos para encontrar un lugar y que autorizasen ahí la construcción de la sala. Y así, tras esa cadena de milagros y cuatro meses de obras no exentos de imprevistos, se creó e inauguró la sala Ani.

Esta estancia es una manera de mostrar nuestro respeto a las familias y a los pacientes, que están pasando por circunstancias emocionalmente devastadoras. Es una sala sencilla —apenas unas butacas, una mesa y un sofá—, pero tiene lo que ha de tener: intimidad, consideración y espacio para respetar las palabras y los silencios en los peores momentos.

La sala Ani es un lugar sumamente importante para mí. Cada paso en el camino para convertirla en realidad se dibuja en mi cabeza como una huella del tesón, el trabajo, el sacrificio y la empatía que significa, este trabajo tal como yo lo concibo. Desde la idea en mis comienzos hasta la historia de Ani con su cirugía, pasando por la generosidad de unos jefes que propició el mecenazgo, o la búsqueda incansable de un espacio, la ayuda para encontrarlo, el diseño de la sala y la elección de cada uno de los elementos que hay ella. Darle el uso y el sentido por el que se creó supone la mayor de las satisfacciones.

9

LAS HIJAS DE RAMON

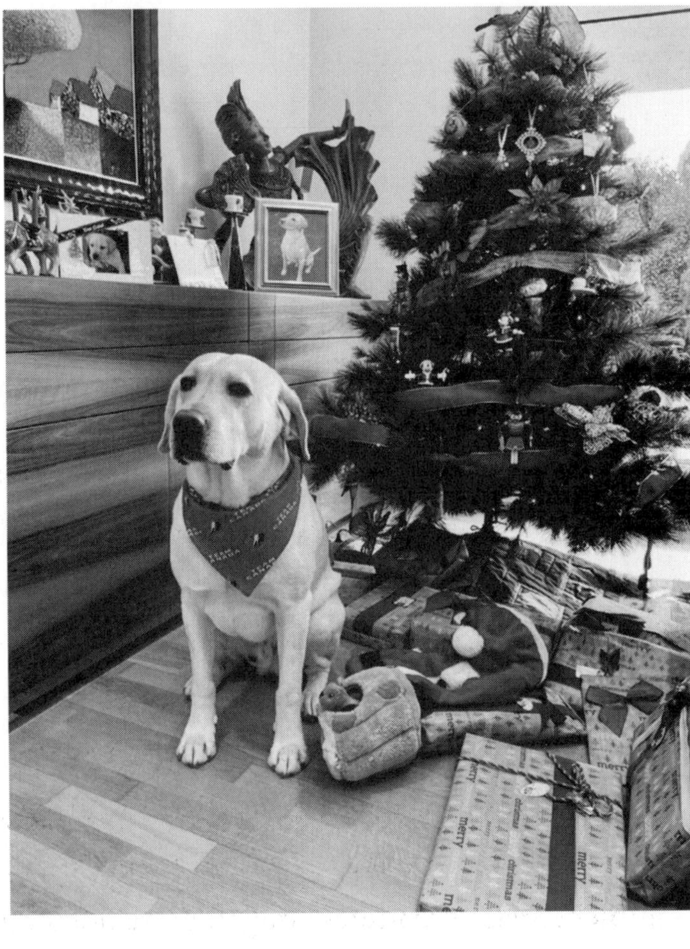
merry
christmas

Es poco frecuente que el vínculo afectivo entre el médico y la familia de un paciente sea mayor que con el propio enfermo. Pero, a veces, sin buscarlo, surge espontánea y con quien menos te lo esperas una red de apego y estima que se perpetúa en el tiempo. Este es el caso de mi relación con las hijas de Ramon Arqués, Carme y Susanna. Las considero, y creo que ellas a mí también, unas verdaderas amigas; entre nosotras existe un afecto sincero y honesto, tan difícil de conseguir en un mundo lleno de apariencias y superficialidad.

Ramon era un hombre tranquilo que vivía en

un pequeñísimo pueblo cercano a Vic, La Torre d'Oristà. Trabajaba en la compraventa de antigüedades. Él y su mujer, Mari Carme, eran un matrimonio de toda la vida, conocido y querido por sus vecinos. Iban juntos a todas partes y resultaba impensable imaginarlos el uno sin el otro. Sus hijas, Susanna y Carme, habían preferido construir su vida en ciudades más grandes y hacía años que se habían marchado del pueblo. Ambas se dedicaban a la moda y el diseño, y se echaban en cara no haberse ido a trabajar a París o a Nueva York en busca de más oportunidades. Yo, la verdad, también lo creo cada vez que veo sus diseños y pienso que están desaprovechadas y deberían conocerlas en más lugares del mundo.

Aún era yo una médica residente cuando ingresaron a Ramon en el hospital donde trabajaba. Tenía sesenta y dos años y, a raíz de una crisis epiléptica, se le diagnosticó un tumor cerebral en el lóbulo frontal. Aparentemente era benigno, parecía un meningioma. Este tipo de tumores nacen en las meninges, que es la capa que envuelve el cerebro, y suelen ser de crecimiento lento y, en su mayoría, benignos (meningiomas de grado I); excepcionalmente, no obstante, pueden presentar un componente agresivo (meningioma de grado II o atípicos) y los más malignos son los llamados meningiomas de grado III o anaplásicos.

Cuando se operó a Ramon, participé en la intervención como residente de último año. Pudimos extraerle todo el tumor, de apariencia benigna, y no hubo complicaciones. Sin embargo, en el postoperatorio, sufrió una infección en el área de la cirugía. Es lo que se conoce como un absceso cerebral, un cuadro grave porque, aunque el paciente pueda encontrarse en ese momento en un buen estado neurológico, todo puede derivar a una situación clínica pésima en cuestión de horas.

Ramon empezaba a deteriorarse, se encontraba mal. En el quirófano de Urgencias evacuamos el absceso e ingresamos al padre de la familia Arqués en Cuidados Intensivos durante unos días, hasta que salió del peligro que implicaba la infección cerebral y regresó a la planta de neurocirugía. Allí permaneció algunas semanas más hasta que se le ajustó la descompensación que arrastraba de la diabetes y la hipertensión arterial.

Fueron unas semanas difíciles para la esposa y las hijas de Ramon. Cuando operan a un familiar de algo que, en principio, es benigno, que no es un cáncer, uno no está preparado para que tu padre o tu marido pueda morir por complicaciones derivadas de esa cirugía. Mi vínculo con la familia Arqués, y en especial con Carme y Susanna, comenzó con el diagnóstico del absceso de Ramon. Estaban desbordadas emocionalmente. Las acompañé afectiva y anímicamente todo lo que pude, lo mejor que supe. Ramon ya estaba recibiendo todas las atenciones médicas que necesitaba en la Unidad de Vigilancia Intensiva, pero su familia también requería cuidados.

Tras darle el alta, Ramon se fue a casa cansado y con algunos kilos menos, pero sin secuelas neurológicas. Todo parecía ir bien. Sin embargo, a los pocos días de su salida del hospital, el estudio anatomopatológico del tumor confirmó que la lesión del paciente era un meningioma de grado II: esto significada que, aunque su condición era benigna, podía volver a reaparecer en cualquier momento.

Presentamos el caso de Ramon al comité de Neurooncología para discutir el mejor abordaje terapéutico para él y acordamos que, cuando volviese a aparecer, más allá de realizar o no de nuevo la cirugía para extirparlo, el paciente tendría que someterse a radioterapia.

En esos meses, yo finalicé mi etapa de residente y había conseguido un puesto de neurocirujana adjunta en otro hospital, donde trabajo actualmente. Un día, la secretaria me pidió si podía llamar a la hija de un paciente, una joven en extremo educada, pero a la que se le notaba muy angustiada, me dijo. Se trataba de Susanna Arqués.

—Hola, Susanna, ¡qué sorpresa hablar contigo! ¿Cómo estáis? ¿Cómo está Ramon? —pregunté; lo primero que pensé es que había pasado algo con su padre.

—Doctora, oírla ya es un bálsamo para nosotros. Mi padre está bien, gracias a Dios y gracias a usted —comenzó ansiosa; y prosiguió—: Disculpe que la llame, pero es que queremos hacerle una petición... Nos gustaría que lo siga llevando usted y no sabemos cómo podemos hacer para trasladarlo de hospital.

—Agradezco mucho esta confianza —dije francamente honrada con sus intenciones—. Significa mucho para un neurocirujano joven como yo, pero tu padre está en un buen hospital y él se encuentra bien.

En aquel momento, a finales de 2006, apenas hacía tres meses que yo había finalizado la residencia de cinco años de Neurocirugía y me quedaba todavía mucho camino por recorrer en mi carrera profesional. Que una familia te honre con un halago de este tipo es un inmenso incentivo para el comienzo de tu trayectoria como especialista.

—Doctora, sabemos que está en un buen hospital, pero su médica es usted —insistió su hija.

—Entiendo, Susanna. Hablaré con el neurocirujano que lleva a Ramon y, si él no tiene inconveniente, haremos el traslado para el seguimiento aquí conmigo.

—No sabe cuánto se lo agradezco. —Susanna empezó a respirar más calmada—. Usted nos aporta tranquilidad y confianza. Lo vimos desde el primer día y lo confirmamos cuando mi padre estuvo a punto de morirse.

Unos meses después, desde mi nuevo puesto de trabajo, llevé a cabo la visita de control de Ramon con una nueva resonancia magnética. Le acompañaban en la consulta su esposa y sus hijas. El trayecto desde su casa, en La Torre d'Oristà, hasta el hospital era de casi dos horas.

La familia Arqués siempre me hablaba en castellano, aunque tenía grandes dificultades para ello porque su lengua materna es el catalán y son de un lugar de Cataluña donde, a diferencia de lo que ocurre en Barcelona, apenas se habla castellano. Sin embargo, hacían ese esfuerzo porque consideraban que era una muestra de respeto hacia mí. Les había dicho muchas veces que yo también era catalana, que había nacido en Barcelona y hablaba y entendía el catalán perfectamente, que era bilingüe, aunque mi lengua materna fuese el castellano porque mis padres eran migrantes andaluces. Nunca conseguí, no obstante, que me hablasen en catalán, como tampoco logré jamás que me llamasen por mi nombre: para Susanna y Carme siempre fui y sigo siendo la doctora Villalba.

—¡Qué ganas teníamos de verla, doctora! —celebraron las hermanas en cuanto nos reencontramos en una visita médica a su padre.

—¡Qué bien se os ve a todos! —les contesté contenta de volver a verlos.

Nos dimos un abrazo. Yo ya había visto el resultado de la resonancia cerebral de control y no había buenas noticias: el tumor reapareció y no había pasado ni un año de la anterior cirugía. Esta situación no auguraba nada bueno.

—Doctora, ¿cómo se encuentra? —me preguntaron las hermanas Arqués.

—Estoy bien, acostumbrándome a este nuevo hospital —respondí, y acto seguido miré al padre de la familia—. Ramon, ¿qué me cuentas? Aún no has dicho nada...

—Estoy bien. Yo estoy bien siempre.

Ramon era un hombre de pocas palabras. Nunca se quejaba de nada. Para él, todo estaba bien. Siempre.

—¿Ha salido bien la resonancia? —intervino Mari Carme, la esposa.

—Bueno... Hay una imagen que sugiere que el meningioma ha vuelto a salir. Es muy pequeño, nada que ver como cuando conocimos a Ramon —puntualicé rápidamente.

Cuando tenemos que dar noticias que sabemos que impactarán al paciente y a la familia, intentamos, aun diciendo lo que hay, destacar también algunos aspectos buenos dentro de lo malo.

Carme, la hija mayor, se echó a llorar; y su hermana, Susanna, le cogía la mano. Ramon, el más fuerte de la familia, ni se inmutó con la noticia y fue directo con la pregunta:

—¿Y ahora qué tenemos que hacer? ¿Me tenéis que abrir de nuevo?

—Sí, Ramon. La propuesta es volver a quitarlo y después haremos radioterapia para intentar que no salga de nuevo. No está en una mala localización dentro del cerebro, así que no esperamos que haya consecuencias neurológicas —le expliqué.

—Doctora, ¿y se podrá volver a infectar? —terció Susanna.

—Sí, siempre que un paciente se opera, hay una probabilidad de que eso ocurra. Es baja, pero existe.

Mari Carme, ya más tranquila, planteó algo muy importante:

—Y si Ramon no se opera, ¿qué pasaría? ¿El tumor podría quedarse así, como está ahora?

—El meningioma de Ramon es un grado II. Eso significa que seguirá creciendo. Tenemos la opción de hacer radioterapia solo y no operar. La ventaja de eso es que no hemos de pasar por quirófano y evitamos los riesgos de la cirugía, como la infección. Pero la radioterapia por sí sola puede que no sea suficiente para parar el crecimiento del meningioma y que siga creciendo. Es una probabilidad más alta que si añadimos cirugía al tratamiento de radioterapia —expuse.

—Doctora, hagan todo lo que tengan que hacer. Tenemos plena confianza en lo que decidan —afirmó Susanna.

Ramon fue intervenido. Era su segunda cirugía. La operación fue bien y se pudo extirpar el tumor por completo. Pero nuevamente, a la semana de la intervención, presentó fiebre y dolor de cabeza. Un tac cerebral urgente mostró una infección, esta vez entre el hueso y la meninge, que es la membrana que recubre el cerebro. Se le realizó una cirugía de urgencia para evacuar esa colección de pus —empiema cerebral— y se le extrajo un trozo de hueso que había estado en contacto con la infección.

Susanna, su marido Adolf, Carme y Mari Carme estaban estupefactos. Otra vez volvían a vivir la misma situación que soportaron un año atrás. Otra vez la misma angustia e incertidumbre. Otra vez la vida de Ramon pendía de un hilo.

Tras pasar unos días en Cuidados Intensivos, Ramon regresó a la planta de Neurocirugía. Necesitó varias semanas de antibiótico en vena y como había quedado muy debilitado, también recibió sesiones de rehabilitación. Volvió a su casa, en La Torre d'Oristà, y, semanas después, se sometió al tratamiento de radioterapia. Unos meses más tarde, regresó al hospital para colocarle una plastia artificial del hueso como sustituto de la pieza que se retiró por la infección. Todo fue bien.

Durante los siguientes diez años, realizamos visitas de control con resonancia, al principio cada seis meses y posteriormente, cada año. En las visitas, Ramon venía siempre acompañado por Susanna o Carme y su esposa. Recuerdo como si fuese ayer cada una de esas visitas y la alegría que suponía para ellos, y especialmente para Susanna y Carme, vernos de nuevo y hablar, no solo de la resonancia de Ramon, sino de la vida en general.

Un día recibí una llamada de Susanna. Estaba muy nerviosa. Lloraba. A Ralph, el perro labrador de la familia, le habían diagnosticado unas semanas atrás un angiosarcoma en el hígado y se encontraba muy mal. Quienes tenemos animales, y los adoramos, sabemos que es un miembro más del núcleo familiar. Ralph ya no respondía a las transfusiones y no se mantenía en pie.

—Doctora, el veterinario nos ha dicho que no hay nada más que hacer, pero no sabemos si preguntar en otro sitio... Haremos lo que haga falta por Ralph, pero ¿qué podemos hacer? —Estaba desesperada.

—Susanna, el diagnóstico de Ralph es muy grave y tiene catorce años —le expliqué despacio, intentando calmarla—. Ha sido el perro más amado que he visto nunca, ha tenido todo tipo de lujos y, sobre todo, mucho amor. Mi consejo es que no sufra en estos días porque no sería justo para él ni para vosotros.

—Doctora, pero ¿no podríamos hacer algo? No sé, un trasplante, algo, llevarlo a la mejor clínica del mundo —aventuró; el desasosiego y la angustia atravesaban sus palabras.

—Susanna, estás actuando con el corazón y no con el cerebro. No existen esas opciones. Ralph ha tenido la mejor familia que podía tener en el mundo y ahora es momento de despedirse.

—Carme se morirá si él se muere, y yo me moriré si Carme se muere —soltó desconsolada.

—Susanna, haréis el duelo que se debe hacer, pero seguiréis adelante, porque Ralph os seguirá allá donde estéis y os quiere ver bien. Habéis tenido una relación increíble, pero la vida es así, un ciclo. No hay que hacer un drama, todo empieza y todo acaba, por eso hemos de aprovechar el momento en que estamos aquí. Intenta calmar a Carme y si no está en condiciones para ponerse al teléfono, transmítele todo lo que te he dicho.

Un día después, fallecía Ralph.

La llamada de Susanna pidiendo ayuda y consuelo era más trascendente de lo que puede parecer. No me llamaba como neurocirujana, me llamaba como amiga, como persona en la que se puede confiar. Me pareció realmente emotivo.

Unos meses después del fallecimiento de Ralph, tuvimos la visita de control de Ramon con la nueva resonancia. Él se encontraba bien, pero la prueba revelaba que, al cabo de muchos años, había vuelto a aparecer el tumor. Era una recidiva pequeña, pero esta vez infiltraba el seno longitudinal superior, una vena grande e importante que se sitúa en el centro de los dos hemisferios. Decidimos, valorando riesgo y beneficio, ver cuál era la evolución de crecimiento del tumor. Esta vez ya no podíamos volver a hacer radioterapia y tampoco podríamos quitarlo completamente.

Repetimos la resonancia en seis meses y el meningioma había crecido unos centímetros. Valoramos primero en el comité de Neurooncología, y después con Ramon, Mari Carme, Susanna y Carme, que el ritmo de crecimiento estaba siendo rápido, por lo que una buena opción era volver a realizar una cirugía.

Ramon se sometió de nuevo a una operación y pudimos extirpar casi el 95 por ciento del tumor. Se despertó bien, pero a la semana mostró signos de infección en la herida y el tac cerebral reveló una colección de pus bajo la piel. La historia se repetía de nuevo.

Desde ese momento, Ramon encadenó los siguientes meses entre el área de reanimación y la planta, con complicaciones de todo tipo: hidrocefalia, meningitis, sangrado cerebral, infección de sangre, infección de pulmón, infección de orina. Todas estas complicaciones sucesivas llevaron, después de siete meses, al fallecimiento de Ramon.

La familia se había volcado con él antes del triste desenlace. Mari Carme, pese a su imposibilidad para caminar por una hernia discal que la tenía postrada en cama desde hacía unos meses, sacaba fuerzas para estar con su marido. Carme y Susanna vivían prácticamente en el hospital. Hacían 70 kilómetros cada día. Estuvieron dedicadas a su padre hasta el final.

Estoy convencida de que la enfermedad de Ramon les volvió a unir como familia, como cuando ellas eran pequeñas y aún vivían en el pueblo. Y creo que la historia de Ramon Arqués es el relato de un profundo reencuentro entre padres e hijas. Las enfermedades traen siempre aspectos muy negativos, pena, angustia, desesperación y desasosiego; pero como en este caso, también regalan a veces algún momento positivo: durante los últimos meses, la familia pudo disfrutar de esas conversaciones que necesitas mantener con las personas que realmente te importan.

Como médico, pienso que la mayor aflicción cuando se produce el fallecimiento de un ser querido es no haber podido despedirte como querías o como crees que deberías haberlo hecho. Carme y Susanna lo pudieron hacer bien, como ellas querían, y eso me consuela.

La familia Arqués me pidió si quería asistir al funeral de Ramon. Dije que sí. Era la primera vez que iba al funeral de un paciente.

Llegar al pequeño pueblo de Ramon era complicado, el GPS no tiene cobertura en ese idílico lugar. Susanna y su marido me fueron a buscar a la autopista para que no me perdiese. Al llegar a la iglesia, las hermanas me presentaron a los vecinos de La Torre d'Orista, al alcalde y a todos los amigos y familiares que asistieron al funeral. «Es nuestra doctora», les decían.

Me llevaron hasta la primera fila, junto a la familia, y me entregaron el recordatorio. Lo que pude leer en esa nota todavía hoy me produce un nudo en la garganta. Ponía: «Querido Ramon, te echaremos en falta»; y aparecían los siguientes nombres: Mari Carme, su esposa; Carme y Susanna, sus hijas; Adolf, su yerno; y la doctora y amiga, Gloria Villalba.

Aparecer en el recordatorio de un paciente ha sido para mí uno de los mayores orgullos que puedo tener en mi carrera profesional.

Han pasado ya tres años del fallecimiento de Ramón. A menudo Susanna, Carme y yo quedamos para comer y hablar de la vida, del ayer y del mañana. Son, actualmente, unas de mis mejores amigas.

10

EL HOMBRE EN BUSCA DE SENTIDO

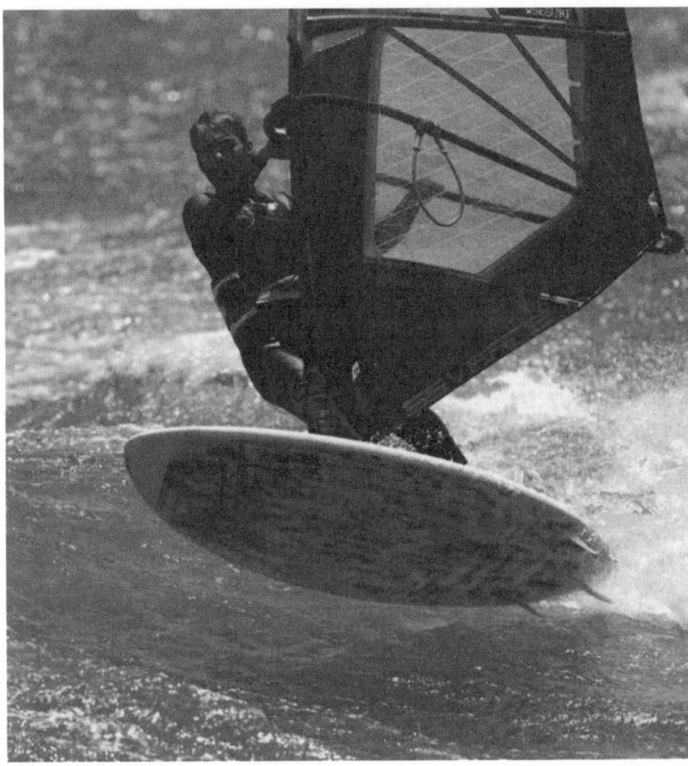

Cuando uno se va de vacaciones, a desconectar unas semanas del ajetreo diario, lo que menos piensa es que al regreso la vida será totalmente distinta, como si de otra persona se tratase. Esta es la historia de José.

José, odontólogo de profesión especializado en cirugía oral, tenía treinta y dos años cuando su vida dio un giro de ciento ochenta grados. Acababa de perder a uno de sus mejores amigos, con el que compartía profesión, a causa de un tumor cerebral maligno y decidió hacerse cargo de las clínicas donde ejercía su amigo, además de continuar con su propio trabajo. Estaba cansado, emocional y físicamente. Pero, por fin, habían llegado las dos semanas de vacaciones que tanto necesitaba. Su gran pasión, aparte de la cirugía oral, era el surf —practicaba este deporte desde pequeño— y en esos días descanso decidió irse con sus amigos a hacer surf a Costa Rica.

Estaban siendo unos días maravillosos cogiendo olas y disfrutando de la amistad y de ese tiempo de asueto en el exótico país. Pero la vida de José iba a cambiar para siempre en ese viaje. Un día, durante una jornada de surf con sus amigos en un lugar donde había algunas rocas cerca, su tabla chocó con una de las piedras. José cayó al agua y se golpeó la cabeza con una roca. Se hundió. No había perdido el conocimiento, pero no conseguía mover los brazos ni las piernas, no podía subir a la superficie, se ahogaba. Uno de sus amigos se dio cuenta rápido de que algo grave estaba pasando, lo buscó en el agua y lo sacó fuera. José respiraba, tenía los ojos abiertos y hablaba, pero estaba tetrapléjico (no había ningún movimiento ni en los brazos ni en las piernas).

En el hospital costarricense, una vez realizada la resonancia medular, se pudo confirmar el daño medular debido al desplazamiento de vértebras cervicales, provocando edema e isquemia (falta de irrigación) en la médula a nivel cervical. Un daño medular a nivel cervical es mucho más grave que si ocurre a otra altura de la columna (lumbar o torácico). En la parte más alta de la médula se controla neurológicamente más extensión de cuerpo, por lo que el nivel cervical medular es el que gobierna todo el movimiento y sensibilidad de brazos y piernas. José se sometió a una intervención quirúrgica de descompresión medular y fijación de vértebras cervicales de urgencia. La cirugía fue bien, pero no garantizaba ni mucho menos la recuperación de la fuerza de las piernas y de los brazos. En unos días José era trasladado en avión medicalizado desde Costa Rica a España.

Ya de vuelta, inició la rehabilitación intensiva en los mejores centros para pacientes con daño medular y se empezaron a apreciar algunos cambios clínicos: había ya cierto movimiento de piernas y brazos, y eso era una señal esperanzadora. José pasaba más de la mitad del día haciendo rehabilitación, entendía que era el momento de poner todo de su parte para alcanzar esa plasticidad neuronal tan necesaria para compensar el daño medular. La rehabilitación intenta que las neuronas que no han sido dañadas puedan suplir la función de las que murieron. Cuanto más jóvenes son los pacientes, más probabilidad hay de lograr una mayor plasticidad.

En uno de los ejercicios de rehabilitación, José tropezó y se golpeó el dedo gordo del pie derecho y se produjo una fractura. Primero se trató con inmovilización, pero no consolidó y se tuvo que someter a una cirugía de fijación. Desde las primeras semanas de la fractura del dedo, ya manifestó sentir un dolor intenso y permanente, no solo en el dedo, sino que las molestias iban hacia el pie.

Después del accidente en Costa Rica, siempre había tenido dolor en las piernas, pero era soportable con medicación. Sin embargo, desde la fractura del dedo, el dolor en el pie era insufrible. Pasaban los meses y era cada vez más intenso y se extendía casi hasta la rodilla. Esta situación le impedía hacer una rehabilitación íntegra porque siempre padecía un dolor incontrolable y cuando apoyaba el pie era aún peor. El sufrimiento que arrastraba era inmenso, pero, a pesar de todo, José continuó con todos los ejercicios de rehabilitación que podía tolerar y llegó a caminar lentamente con un andador cuando el dolor se lo permitía. Era increíble la fuerza que mostraba pese a su situación y resultaba asombroso hasta dónde estaba llegando.

El dolor de la pierna, no obstante, le estaba causando un bajo estado de ánimo ciertamente preocupante. José había sabido llevar con estoicidad la pérdida de fuerza de brazos y piernas tras la lesión medular, era una persona optimista, luchadora y con gran resiliencia. Pero el inmenso dolor de la pierna, que no cedía ante nada, estaba dando una versión de José totalmente diferente.

María, su pareja antes y después del accidente, constituía un pilar fundamental en su vida.

Ella lo amaba, bajo cualquier circunstancia, y ambos se entendían a la perfección. Antes de la lesión medular, ya estaban intentando ser padres, así que decidieron seguir con sus planes. Quizá ese sería un buen momento, pensaron. Una alegría entre tanto sufrimiento. Y el embarazo llegó rápido.

Mientras tanto, José toleraba cada vez menos, mental y físicamente, el dolor. Se le propuso la colocación de una bomba de perfusión intratecal de morfina y ziconotide, un tratamiento que puede ayudar a mitigar el dolor neuropático. El objetivo es que ambos fármacos, muy potentes a la hora de disminuir el dolor neuropático, lleguen al sistema nervioso en concentraciones que en sangre causarían efectos secundarios. La cirugía, que se lleva a cabo bajo anestesia general, consiste en realizar una punción lumbar, introducir un catéter entre la médula y la meninge que la envuelve, y conectarlo, bajo la piel, a una bomba que funciona como una especie de reservorio, bajo la grasa del abdomen. En esta bomba están los fármacos que se van infundiendo poco a poco, pero de manera continua, en el catéter que va al espacio entre la médula y la meninge.

La bomba de morfina y ziconotide mejoró ligeramente la intensidad del dolor, pero para José seguía siendo insoportable. Los fármacos para que el ánimo no estuviese bajo mínimos ayudaban, pero solo un poco. El sufrimiento que le ocasionaba el dolor ganaba siempre. Y no se trataba de falta de voluntad ni mucho menos, todo lo contrario: pese al dolor, José intentaba relacionarse con los amigos y la familia, hacer ejercicio y normalizar su vida dentro de las limitaciones motoras. Pero todo lo hacía con mucho dolor y deseando que terminase lo que se había propuesto para poder llorar de la desesperación.

A los pocos meses de la colocación de la bomba, ingresó de urgencia con fiebre y pérdida de consciencia. El diagnóstico fue una meningitis. La bomba se había infectado. Su vida corría peligro y estuvo en Cuidados Intensivos durante algunas semanas. Pero, una vez más, José también superó esta adversidad. Después de este ingreso, había perdido parte de la fuerza que tanto dolor y lágrimas le había costado ganar con la rehabilitación, pero había que seguir adelante. María estaba a punto de dar a luz.

Nació Nico, un niño bellísimo, como sus padres. El nuevo miembro de la familia era un inmenso estímulo para seguir adelante, pese al dolor de la pierna y a las limitaciones de la movilidad. José continuaba poniendo todo de su parte. Llevaba a Nico a la guardería en silla de ruedas y persistía, con gran sufrimiento, en adaptarse a la vida con el dolor de la pierna. Estudiaba toda la actualización de tratamientos para el dolor neuropático, leía artículos científicos... Siempre había sido un estudiante excelente y ese don no había desaparecido. Sus conocimientos sobre rehabilitación tras el daño medular y acerca del tratamiento del dolor neuropático estaban casi al mismo nivel que los de muchos especialistas dedicados a ello.

José hacía todo lo que podía por mirar hacia delante, pero se le agotaban las fuerzas y las ganas. No aguantaba más. Estaba pensando que, si el resto de su vida iba a ser con aquel dolor, no podría soportarlo. No descartaba la eutanasia.

Un día, un excelente anestesiólogo dedicado al dolor con el que yo había coincidido en bastantes reuniones y congresos sobre neuromodulación, me llamó para hablarme de José. Lo conocía desde hacía algunos meses. Le preocupaba enormemente la situación de este paciente y había pensado que, quizá, alguna técnica de neuromodulación cerebral para el dolor podría ayudarle. Tal vez, me dijo, sería factible recurrir a una estimulación del cíngulo para tratar el componente afectivo del dolor. Realmente me maravilló escucharlo y pensar que hay anestesiólogos dedicados al dolor con la mente abierta a otras opciones más allá de las que se pueden hacer en la clínica del dolor, y que tengan el nivel de pensar en el cíngulo. El cíngulo es una estructura cerebral con varias funciones y la más importante es la de regular las emociones. Hay una parte del cíngulo, el cíngulo anterior dorsal, que tiene una vinculación directa con el componente afectivo del dolor (el cómo me hace a mí sufrir el dolor que padezco). Esta zona cerebral está hiperactiva en los pacientes con dolor crónico. Me fascinó el nivel de pensamiento y de formación de mi colega, pues la neuromodulación del cíngulo, como tratamiento del componente afectivo del dolor neuropático, no es un concepto muy difundido en el ámbito de la medicina.

Había que conocer al paciente y valorar detenidamente la situación para poder tomar decisiones. José era de otra comunidad autónoma, por lo que conseguir una visita en un hospital público de Cataluña no resultaba fácil. Él y su padre movieron cielo y tierra para lograrlo y en tres semanas, acudieron a una primera visita conmigo.

A la consulta se presentaron José hijo y José padre, que era médico jubilado. El rostro de sufrimiento de José padre me conmovió, lloró más que su hijo durante la hora que duró la entrevista. Tampoco estaba siendo un buen día para el paciente, pues habían madrugado mucho para venir en coche desde su casa, a bastantes horas de distancia de Barcelona, y los viajes y el dolor crónico no son buenos compañeros.

Lo que más me impresionó de José en esa primera visita fue lo inmensamente bien documentado que estaba. No solo porque había estudiado al detalle quién era yo y qué había hecho, sino porque había revisado los artículos científicos de lo que yo iba a hablarle, supuestamente, en esa consulta. Sabía a la perfección lo que decían esas investigaciones y cuáles eran sus conclusiones. José no era un paciente habitual: era un cirujano oral que había vivido la medicina intensamente en su propia enfermedad desde hacía dos años y que, además, estudiaba muchísimo. Tuve la sensación de que me examinaba, pero el reto me resultaba interesante, y el paciente también me lo pareció.

Tras escucharlos y entender todo su proceso clínico, la propuesta no fue, para sorpresa de José, la de estimulación del cíngulo. El planteamiento terapéutico inicial fue el de hacer un tratamiento con estimulación cortical motora, que está destinado a mejorar el componente sensitivo del dolor neuropático (la intensidad del dolor). El objetivo era poder disminuir el dolor de un 9-10 a un 5-6, aunque las probabilidades de que eso ocurriese eran limitadas, en torno al 40 por ciento.

—Lo entiendo, Gloria —asintió José, aunque no estaba del todo conforme—. Pero ¿por qué no se pueden hacer las dos cirugías al mismo tiempo? Es decir, la estimulación cortical motora y la estimulación del cíngulo, así nos aseguramos de atacar los dos componentes del dolor, el sensitivo y el afectivo, y habrá más probabilidad de mejorar.

—No, José, no funciona así —lo frené de inmediato—. Piensa que son tratamientos con muy poca evidencia de eficacia y pueden surgir complicaciones. Existe un orden en la indicación y si con uno funciona, pues no se añade un segundo de manera profiláctica. No hay ningún paciente en el mundo, que sepamos, que lleve los dos sistemas simultáneamente, el electrodo cortical y electrodo en el cíngulo.

—Pero ganaríamos tiempo. Si no me funciona el cortical, no sé si voy a aguantar más así, no puedo más —se lamentó él desesperado y entre lágrimas.

—José, no haremos simultáneamente los dos tratamientos —zanjé con toda la delicadeza que pude; ese punto no era discutible—. Eres una persona muy inteligente, seguro que lo entiendes, pese a la frustración que sientes ahora mismo. La propuesta es probar primero la estimulación cortical motora y, si no te resulta eficaz, pues probaremos la estimulación del cíngulo. Esta propuesta de tratamiento de presentarla en el comité de dolor y neuromodulación, para saber de la valoración del resto de los especialistas. Es decir, hay un protocolo y entre las valoraciones, hay una fundamental, que es la del doctor Juan Castaño, psiquiatra experto en pacientes con dolor crónico.

—Lo entiendo, he entendido todo. Sigamos con el protocolo —aceptó.

En los siguientes meses, se prosiguió con el protocolo establecido de valoraciones y pruebas. Y, finalmente, se programó la cirugía de estimulación cortical motora.

La intervención quirúrgica se realizó sin incidencias, pero no resultó eficaz para José. Estaba muy frustrado y el doctor Castaño tuvo que trabajar intensamente con él para afrontar el hecho de que otro tratamiento más no había funcionado. La frustración y desesperanza de José fue tal, que discutimos en el comité, especialmente el doctor Castro y yo, si el paciente estaba preparado para asumir otro resultado negativo con la siguiente cirugía que se iba a proponer, la estimulación del cíngulo anterior dorsal. Se decidió iniciar psicoterapia y ver cómo José respondía a ella.

La psicoterapia que escogemos en la Unidad de Dolor y Neuromodulación, que dirige el doctor Juan Castaño, es la terapia de aceptación y compromiso, conocida como terapia ACT (*Acceptance and Commitment Therapy*, por sus siglas en inglés). Se trata de un abordaje terapéutico creado por Viktor Frankl, la logoterapia, donde logos significa existencia. Basa sus fundamentos en la corriente filosófica del existencialismo. La logoterapia trata de dar sentido a lo que ocurre. El doctor Castaño y yo misma recomendamos a los pacientes con dolor crónico y gran sufrimiento el libro de Frankl *El hombre en busca de sentido.* Creo que esta obra debería ser de obligada lectura en el instituto. Cuando terminé de leerla, pensé que por qué había tardado tantos años en llegar a ella. Cambió mi percepción de la vida completamente, daba respuestas a muchas preguntas que me estaba haciendo.

En esencia, lo que plantea Frankl es que, en gran parte de las ocasiones, los acontecimientos no podemos cambiarlos, pero sí podemos cambiar nuestra actitud ante ellos. Es nuestra elección cómo afrontar lo que ocurre. Darles un sentido a los acontecimientos más negativos es la mejor manera de supervivencia.

José era claramente el hombre en busca de sentido, necesitaba encontrarlo.

La psicoterapia fue muy útil para nuestro paciente y le preparó para poder pasar por una nueva cirugía que no podía garantizar, otra vez más, una mejoría. De hecho, en esta ocasión, el objetivo no era modificar el dolor, en cuanto a su intensidad, sino que lo que se pretendía es que le afectase menos padecer ese dolor, que no le impidiese hacer cosas que quería hacer. Si salía bien, la intensidad de dolor iba a ser la misma, pero sería más llevadero, el padecimiento ante ese malestar sería menor. Era una cirugía para el sufrimiento ocasionado por el dolor.

Primero, realizamos una intervención quirúrgica para retirar el electrodo y la batería de la última cirugía que no había tenido éxito y, posteriormente, procedimos a la estimulación cerebral profunda en el cíngulo anterior dorsal. La operación transcurrió sin incidencias.

José había hablado antes de operarse con tres pacientes que habían sido sometidas al mismo tratamiento. Quería conocer las experiencias de ellas en primera persona. Dos de las pacientes encontraron cambios en los primeros días tras el inicio de la estimulación y José, aunque sabía que cada persona era diferente, también esperaba ser de los pacientes con una respuesta temprana.

Fue dado de alta al cuarto día de la cirugía, con la estimulación en marcha desde hacía tres días. Estaba preocupado, lo notaba, porque no observaba ningún cambio.

—José, sabías que podría tardar días o semanas en mostrar el beneficio que buscamos —intervine tratando de tranquilizarlo—. Por tanto, no te agobies.

—Lo sé —titubeó.

—Dale una oportunidad al tratamiento, veamos cómo vas las siguientes semanas —insistí.

Volvía a preocuparme que no estuviese preparado para afrontar otro tratamiento ineficaz, además no habiendo más alternativas para proponerle. El doctor Castaño ayudó de nuevo situando a José en el momento que tenía vivir ahora y no adelantándose a lo que pudiese pasar.

Ha transcurrido poco tiempo desde la cirugía y aún estamos modificando los parámetros de la estimulación. Todavía no hemos visto cambios en el sufrimiento de José. Me aterra pensar que pueda ser uno de los pacientes en los que la terapia no sea eficaz.

11

JUAN, EL MARIDO DE PAQUITA, LA PACIENTE

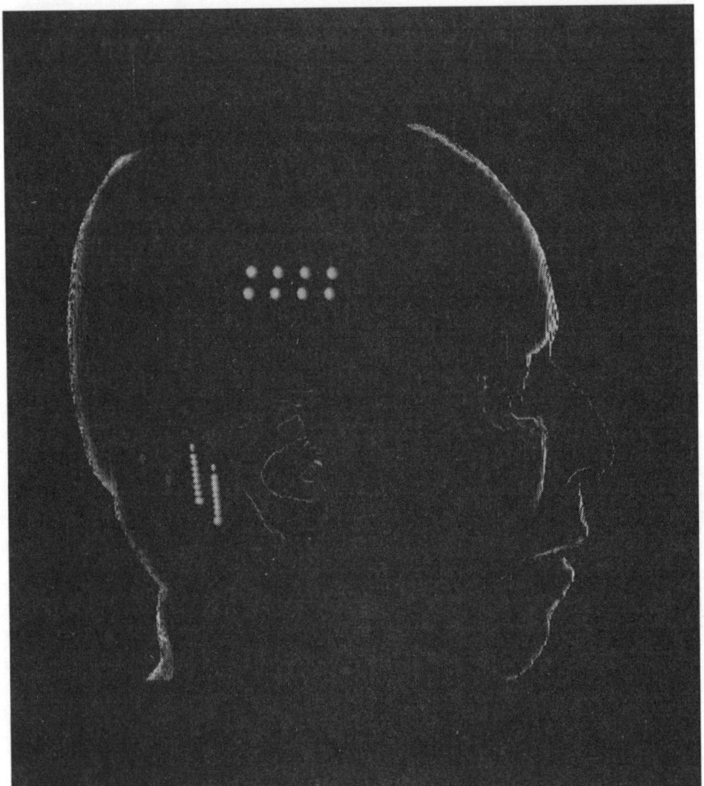

Hay parejas para las que el amor en forma de empatía es tal, que la enfermedad que padece el paciente se vive con igual o mayor intensidad por parte de la pareja que del propio enfermo. Creo que este es el caso de Paquita y su marido, Juan.

El matrimonio llegó a mi consulta para una segunda opinión. Paquita padecía de un terrible dolor neuropático en la cara que se había iniciado algunos años atrás y no cesaba de ninguna manera. Había sido tratada con multitud de fármacos, con cirugía de descompresión del nervio trigémino, con estimulación magnética, con infiltraciones, con radiofrecuencia y con tratamientos en fase experimental, tanto en España como fuera de España. Pero Paquita no mejoraba y la cantidad de fármacos que debía tomar para soportar ese intenso dolor la dejaban muy cansada y aturdida.

Lo que más me sorprendió al conocerlos es que el relato de la historia, del dolor, de cómo y cuánto le dolía, me lo explicaba Juan, el marido, y no ella. No resulta habitual que, estando el paciente presente, sea el familiar el que detalle lo que le ocurre al enfermo. La vivencia del dolor es algo muy personal, y no hay nadie mejor que el propio paciente para explicar cómo es y cuánto le invalida.

Al principio pensé que, en ese momento, Paquita tendría tanto dolor que no podía hablar; pero su marido me aclaró que no, que, a pesar de esos síntomas constantes y tan limitantes, podía comunicarse y comer perfectamente si no estaba muy adormilada por el efecto de los fármacos. Juan, además, tenía ordenado y documentado por fechas todo el recorrido médico que habían emprendido en busca de respuestas y soluciones para el dolor de su mujer. Lo tenía todo anotado: cada una de las visitas, de los doctores, de las indicaciones y de los resultados médicos reportados en esos años. Jamás había visto una historia tan bien documentada. Sin lugar a dudas, Juan era un familiar bastante atípico, pero fundamental para conocer y entender a Paquita.

Era un matrimonio en la sesentena, extraordinariamente educado, culto y encantador. Vivían a las afueras de Barcelona y habían conseguido la derivación al hospital después de la insistencia y persistencia de Juan. Alguien le había recomendado una valoración conmigo y, antes de venir a mi consulta, el marido de Paquita estudió a conciencia mi currículum y anotó todas las preguntas que necesitaba hacer. Cuando me encuentro a pacientes y familias con unas expectativas tan altas sobre lo que yo puedo hacer por ellos, me invade un profundo sentimiento de tristeza porque me encantaría ser capaz de ayudar a todo el mundo, pero no siempre lo consigo y siento muchísimo defraudarles. Así que mi objetivo principal en las visitas es que se entiendan las expectativas reales de los tratamientos mediante los que yo puedo intentar ayudar.

Los pacientes con dolor neuropático —aquel que se produce por la destrucción o lesión de alguna parte del sistema nervioso, ya sea por destrucción de un nervio o por destrucción medular o cerebral— tienen, además del pesar que supone el diagnóstico en sí, el problema de que su enfermedad no se ve. No deja cicatriz o herida a la vista y no se puede medir, así que el grado de sufrimiento solo lo saben ellos y los que viven a su alrededor. De puertas afuera, si el paciente tiene buen aspecto, la gente suele minimizar el gran sufrimiento que padece y esto lleva a algunas personas afectadas a experimentar un aumento de la ansiedad y los estados depresivos.

La falta de comprensión o de empatía con ese padecimiento que cargan veinticuatro horas al día hace mucha mella. Normalmente, la familia más cercana sabe entenderle y esa tolerancia ya es, en sí misma, una gran terapia para el paciente; pero, en ocasiones, puede suceder todo lo contrario y que esa situación de sufrimiento que vive el enfermo aboque a tales niveles de estrés familiar que acaben desintegrando algunos hogares.

En el caso de Paquita y Juan, la enfermedad de ella se convirtió en la prioridad número uno de él, por delante de cualquier otra cosa en este mundo. Juan se había entregado plenamente a su cuidado y procuraba con ahínco que estuviese bien atendida en todos los aspectos: se encargaba de que no le faltase nada a nivel farmacológico o de otros tratamientos posibles, que tuviese tranquilidad mental para no aumentar el dolor, que no realizase esfuerzos y, por supuesto, le proporcionaba todo el afecto posible.

Tras evaluar su situación e historia de tratamientos, se planteó en el comité de dolor que Paquita cumplía los requisitos para realizar estimulación cortical motora. Este es el último escalón del tratamiento, un abordaje terapéutico destinado a pacientes con dolor neuropático severo, que no han respondido a ningún otro tratamiento de manera eficaz. Implica una cirugía craneal, bajo anestesia general, para colocar un electrodo (a veces dos, en función de las necesidades de cada paciente) sobre la superficie del cerebro que representa la zona del cuerpo donde siente dolor el paciente. Este electrodo es conectado bajo la piel a una batería (conocida como pila) para dar la corriente necesaria.

No hay garantías de que funcione, pues todo depende de la localización del dolor. En el caso de la cara, hoy en día se sabe que la probabilidad de eficacia es de entre el 60-70 por ciento, teniendo en cuenta que eficacia no significa la desaparición del dolor, sino que el paciente lo pueda soportar mejor y sea menos intenso gran parte del día. Antes de aceptar la cirugía, es fundamental que el paciente y la familia entiendan estos aspectos, las limitaciones y la probabilidad de éxito que manejamos. Paquita y Juan comprendieron las expectativas reales de este tratamiento y asumieron los riesgos de eventuales complicaciones.

La cirugía se llevó a cabo sin problemas. Al tercer día, Paquita, todavía ingresada, aseguró que empezaba a notar la diferencia, sentía menos dolor y no había tenido ningún ataque de dolor intenso. Estaba contenta, pero la felicidad de Juan parecía aún mayor.

—Doctora, esto es un milagro —me dijo Juan eufórico.

—Es una muy buena noticia, pero debemos ser prudentes, estamos muy al inicio —respondí cautelosa.

—Pero no habíamos mejorado desde hacía años, así que me va a permitir que estemos muy contentos, ¿verdad, Paquita? —Estaba pletórico con la mejoría de su mujer.

Como médico que trata a pacientes con dolor crónico, cuando se produce una mejoría, aunque sea pequeña, resulta muy emotivo ver lo que significa para el enfermo y para la familia. Juan era sumamente efusivo, por lo que además de producirme alegría la situación, me causaba también sorpresa: realmente, hacía mucho tiempo que no veía a un familiar tan entregado.

Paquita recibió el alta y continuó con visitas de seguimiento periódicamente. Durante un tiempo, en las revisiones protocolarias, observamos que la eficacia de la estimulación se mantenía, y Paquita y Juan celebraban la mejoría. Sin embargo, en un control a los tres meses, la conversación con Juan me preocupó.

—Doctora, estamos muy contentos de cómo está Paquita y del trabajo realizado. Nunca le podremos agradecer todo lo que ha hecho, pero ¿podemos hacer algo con la medicación para que Paquita esté mejor? —propuso sin titubeos.

—Bueno, Juan, si Paquita pudiese mejorar solo con medicación, te prometo que ya se habría hecho antes de llegar a la cirugía que hemos practicado —repuse sorprendida por esa petición—. De hecho, creo que deberíamos disminuir fármacos porque le dan a Paquita bastante cansancio y pérdida de concentración. Paquita, ¿cómo lo ves tú?

—Yo estoy bien. Estoy mejor, quiero decir. Ya entiendo que es hasta donde se puede llegar y me adapto —respondió ella comprensiva.

—Paquita —replicó Juan—, estás mejor, pero por las mañanas tienes dolor.

En los controles, Paquita explicaba y sigue explicando que está mejor desde la estimulación cortical. Ha aceptado que el dolor que queda le acompañará siempre y tendrá que adaptarse, pero está conforme con lo logrado. Y es fundamental que los pacientes con dolor crónico entiendan este hecho: que se trata de una enfermedad incurable y ningún tratamiento les va a hacer desaparecer el dolor del todo; podrán mejorar ese síntoma, pero no quitarlo.

Sin embargo, Juan no lo veía de la misma manera y consideraba que había que seguir buscando una forma de mejorar la situación. Por eso mismo sigue estudiando en la actualidad todo tipo de tratamientos para combatir el dolor y continúa consultando segundas opiniones a más especialistas. Incluso me envía correos electrónicos con las últimas noticias en relación con tratamientos para el dolor que lee por internet. Su afán por querer ayudar más a su mujer es insaciable. Pero esta situación puede llevar a una deriva compleja. En mi opinión, aunque sé que lo hace por el gran amor que profesa a su mujer, esta búsqueda constante de una mejoría puede perjudicar al propio paciente.

Al principio, cuando aún no los conocía mucho, no llegaba a entender a Juan. E incluso lo llegue a malinterpretar cuando veía que, pese a mis controles y a la satisfacción de Paquita con lo conseguido, él me explicaba que estaban haciendo visitas y controles con nuevos médicos para ver si acababan de optimizar el dolor de su mujer. En una ocasión en la que yo no estaba teniendo un buen día, le expuse a Juan —con bastante dureza, visto con perspectiva— lo que pensaba.

—Doctora, hemos visitado al doctor X y nos ha hecho unos cambios en la medicación, a ver si Paquita mejora —me contaba en la consulta—. Para la semana que viene, tenemos visita con el doctor Y, colega suyo, que nos ha recomendado el doctor X, que es muy bueno en dolor, a ver qué nos dice.

—Juan, ¿sabes qué pienso? —arranqué sin tibieza—. Que tienes una necesidad vital de ir buscando siempre nuevos cambios de medicación o nuevos tratamientos, con cambios incluso que Paquita ya ha probado hace tiempo. Es como si tuvieras una necesidad superior a la que Paquita pide.

En el fondo, estaba pensando en algo parecido a un síndrome de Münchhausen, pero no me atreví a decírselo. El síndrome de Münchhausenes una patología mental en la que el cuidador, normalmente suele ser una madre o un padre, provoca la enfermedad del hijo para poder cuidarlo y aumentar el vínculo. No creía que Juan provocase ni mucho menos el dolor de Paquita, solo faltaría, sino que había una similitud, en cuanto a que el marido, Juan, tenía una prioridad constante de que su esposa estuviese bien atendida, feliz, tranquila, sin disturbios ni problemas por parte de nadie, aunque ella no se quejase de lo contrario.

Noté, por la expresión de Juan, que mi comentario no había sido de su agrado. Lo puedo entender. Su educación y nuestra amistad por los años que llevaba tratando a Paquita hicieron reconducir la conversación.

En el año 2022 se celebró en Barcelona el congreso de la Sociedad Internacional de Neuromodulación. El día anterior al inicio del congreso siempre se organiza una jornada destinada a pacientes y familias y, como yo formaba parte de la organización de esta jornada y el tema que escogimos era neuromodulación y dolor craneofacial, pensé que Juan debía participar exponiendo la visión del cuidador.

Acerté plenamente en la elección, pues el marido de Paquita no solo es un orador increíble, sino también un enamorado de su esposa, e hizo un relato tan hermoso y profundo de la enfermedad y de las peripecias que tuvieron que vivir conjuntamente, que todos los que estábamos en la sala, incluidos científicos de varias partes del mundo, acabamos con un nudo en la garganta.

Parte del discurso lo dedicó a agradecer públicamente mi labor, tanto profesional como humana. Fue muy emocionante para mí escucharlo, pues no me lo esperaba, ya que habíamos acordado que explicase solamente su experiencia como cuidador y los cambios que han vivido con el sistema de neuromodulación colocado a Paquita. Agradecí enormemente el gesto tan amable y generoso de haber participado en el precongreso, tanto a Juan como a Paquita y a la hija menor del matrimonio, que también acudió al evento. Son una familia maravillosa.

La relación de confianza con los pacientes y familiares, después de años de encuentros en controles y visitas, suele ir creciendo. Y eso me ocurrió con Juan y Paquita: el vínculo se fue estrechando. A principios de 2024, había salido un reportaje en prensa sobre mi papel como neurocirujana, donde se explicaban también algunas pinceladas de mi vida personal. Juan lo había leído y, en una visita de control a Paquita, tuvimos una conversación. Una charla que, más que la propia entre el familiar de un paciente y su neurocirujana, parecía el diálogo entre un padre y una hija.

—A ver, Gloria, antes de comenzar la visita, quiero decirte que estoy bastante enfadado —me soltó Juan mientras Paquita se llevaba las manos a la cabeza, con temor a que dijese algo que no fuese de su agrado.

—¿Qué ha pasado? —pregunté sorprendida.

—No puede ser que haya leído lo que he leído sobre ti. Vamos a ver, tanto trabajar no puede ser. —Negaba con la cabeza—. Tienes que ser una mujer feliz, tener tu familia y esas cosas. Vamos, lo que es poner los huevos en diferentes cestas.

—¡Juan! —lo interrumpió Paquita avergonzada—. Pero ¿cómo le dices esto a la doctora?

—Pues porque es verdad. Y como la aprecio, se lo tengo que decir —zanjó él seguro de sus palabras.

Había leído que yo había tomado la decisión personal de no tener marido ni hijos. Y él había asociado mi determinación con que no podía ser feliz. Esa conclusión suya me pareció divertida y empezó entonces una conversación que más podría ser una tertulia familiar en el salón de casa que una consulta médica.

—Vamos a ver, Juan, ¿me estás diciendo que

yo no soy una persona feliz porque no tengo marido e hijos?

—Claro —respondió decidido—. Solo piensas en tu trabajo, y nosotros estamos encantados por ello, pero yo te veo también como si fueras mi hija y no nuestra doctora.

—Juan, creo que tu manera de pensar no corresponde a tu nivel de inteligencia. Permíteme decirte que te equivocas —repuse tranquila—. Soy sumamente feliz y tengo una vida muy plena porque es la que quiero tener. Te puedo decir también que no todo el mundo que tiene un marido o una esposa, incluso hijos, están acompañados y felices. Pueden sentirse muy solos o, lo que es peor, estar muy mal acompañados.

—Claro que sí, solo faltaría —intervino Paquita apurada.

Pero a Juan no le parecía suficiente mi respuesta y siguió en sus trece. El debate era interesante.

—Pero la vida es más que trabajar —insistió él.

—Desde luego —coincidí—. ¿Y por qué

piensas que yo no hago otras cosas, aunque trabaje mucho? Mira, Juan, hace seis semanas vine de Maldivas, típico lugar para irse de luna de miel. Es la novena vez que voy ¡y las que me quedan! ¡Ni te cuento cómo me lo he pasado! ¿Te parece que es de persona poco feliz?

Es interesante y sorprendente ver cómo la mayor parte de la gente asocia infelicidad a trabajar muchas horas o a no cumplir con los roles de género tradicionales. Para mí, no hay mayor felicidad que disfrutar enormemente con tu trabajo y poder elegir con total libertad quién quieres ser y asumir el papel en sociedad que más te satisfaga sin tener que dar explicaciones.

Tampoco me pareció mal en absoluto el comentario de Juan. Sé que me aprecia y que lo hizo pensando en mi bienestar, sin más. Le agradezco su preocupación por mí, de hecho. Así que, en esa última visita, hasta la fecha, esa conversación que incomodó a Paquita también provocó que mi amistad con esta pareja se reforzara más gracias a la inmensa bondad y empatía que muestran conmigo.

12

«NO RECONOZCO A MI MARIDO»

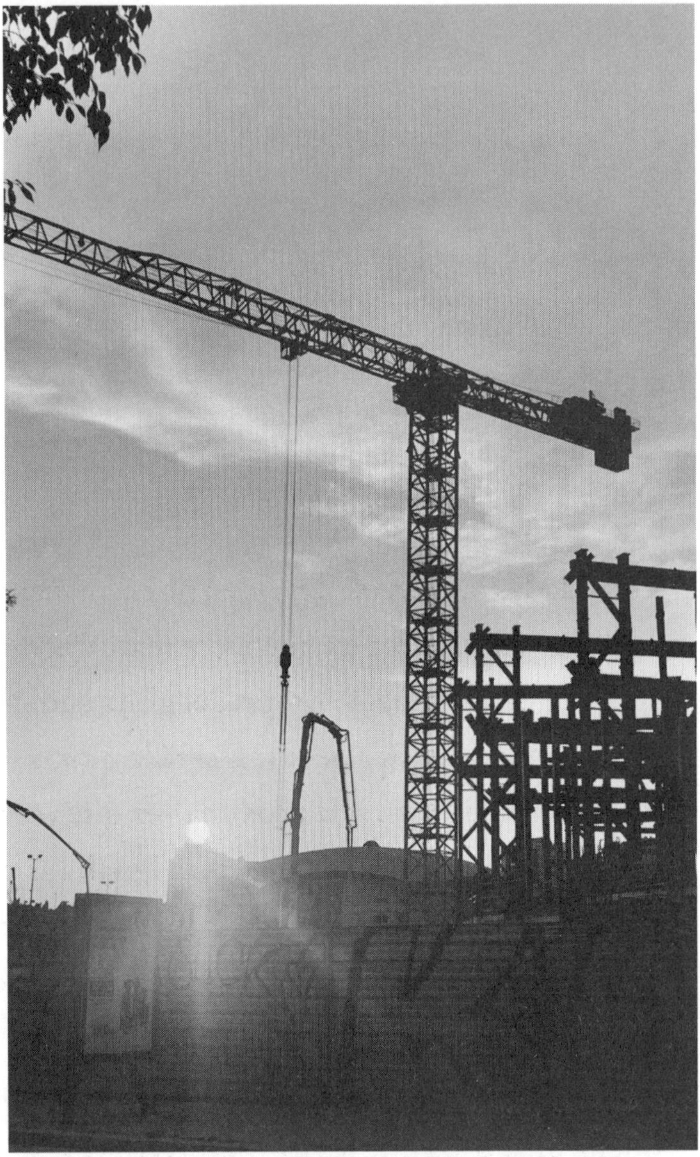

Cuando las familias se despiden por la mañana y se dirige cada uno a su quehacer matutino —el trabajo, el colegio, la compra, el gimnasio...—, nunca nos paramos a pensar si será la última vez que nos veamos así, si la próxima vez que volvamos a encontrarnos todo seguirá igual. Físicamente, incluso, podríamos ser la misma persona, pero nuestro cerebro podría ser el de alguien muy distinto.

Esta es la historia de Lirio, Yolanda y su pequeña hija, a los que les ha tocado conocerse de nuevo.

Lirio y Yolanda, junto a su hija de cinco años,

vinieron a Barcelona desde Bolivia pocos años atrás en busca de una vida mejor. Él, de treinta y siete años, había conseguido empleo en una obra, como peón; y Yolanda, de treinta y seis, trabajaba en el equipo de limpieza para una empresa. Una mañana se levantaron como de costumbre, ella preparó el desayuno y el almuerzo para su marido y la niña, y antes de que él saliera a coger el metro para llegar puntual a la obra, la pareja se despidió con un beso. Ese fue el último momento que vivieron como la familia que estaban acostumbrados a ser.

Lirio llegó a la obra y comenzó a trabajar. Todo iba bien hasta que, hacia el final de la jornada, se dio un golpe en la cabeza con la punta de una grúa. Fue un impacto fuerte, pero no le dio más importancia. Quedaba poco tiempo para terminar y decidió seguir trabajando con normalidad. De camino al metro de vuelta a casa, sin embargo, empezó a encontrarse mal y, súbitamente, se desplomó.

Quedó inconsciente en la calle. Algunos viandantes llamaron a los servicios de emergencia y pronto apareció un equipo sanitario. Lirio empezaba, poco a poco, a recuperar algo de consciencia, pero no podía comunicarse aún para explicar exactamente qué le había pasado. Desconocemos cuál fue el relato de los transeúntes que presenciaron la escena y las circunstancias que llevaron a que, cuando se le comunicó a Yolanda que su marido iba en una ambulancia de camino al hospital, le explicasen que posiblemente se debiera al consumo de alcohol. Yolanda se quedó atónita porque su marido jamás bebía y, de hecho, la analítica de tóxicos que se le realizó al llegar al hospital fue negativa.

Ya en Urgencias, aunque había recuperado la consciencia, Lirio todavía estaba confuso y no sabía exactamente qué hacía allí. Lo último que recordaba era estar trabajando, haberse dado un golpe en la cabeza y estar esperando a que acabara su jornada laboral para coger el metro de vuelta a casa.

Mientras esperaba a ser trasladado a la sala de Radiología para someterse a un tac cerebral y entender mejor qué le estaba pasando, Lirio se da cuenta de que no puede mover el brazo ni la pierna izquierda, y llama a la enfermera. Inmediatamente, el médico de Urgencias lo compaña al tac y, en el minuto de trayecto que separa el Servicio de Urgencias con el de Radiología, Lirio pierde la consciencia. Los compañeros llaman a los anestesistas, que se presentan en la sala del tac en pocos segundos.

El marido de Yolanda presenta anisocoria, es decir, que una pupila está mucho más dilatada que la otra. Cuando vemos este signo, significa que el cerebro está sufriendo mucho, pues existe una presión cerebral elevada que comprime la parte más importante del cerebro, el tronco cerebral, que es donde se encuentran los centros que controlan que estemos despiertos o dormidos, que respiremos adecuadamente o que el corazón funcione de forma correcta. Explicado de otra manera, que un paciente inconsciente presente anisocoria significa que puede morir en cuestión de minutos u horas.

Lirio fue intubado rápidamente por el equipo de anestesistas en la misma sala de tac. La prueba radiológica, necesaria para entender qué estaba pasando y si podíamos revertir la situación, reveló un inmenso hematoma cerebral localizado entre la meninge que envuelve el cerebro y el hueso. Es decir, Lirio sufría un hematoma epidural, una emergencia vital que requería operarlo sin dilación.

Jamás había visto iniciar una cirugía tan rápido como ese día. No creo que pasasen once minutos entre el diagnóstico en la sala de Radiología y la primera incisión con el bisturí en el quirófano. Le realizamos una craneotomía (apertura del hueso) muy amplia, en el lado derecho del cráneo, y evacuamos el inmenso hematoma que comprimía los lóbulos frontal, temporal y parietal derechos. Al terminar la intervención, las pupilas de Lirio volvieron a su tamaño normal, ya no había anisocoria y todos respiramos tranquilos. Lirio iba a vivir. Y no pensamos que pudiesen quedar secuelas graves porque habíamos actuado a una velocidad increíble. Lo trasladamos a la uci, las presiones cerebrales se mantenían normales y el tac cerebral mostró que ya no tenía hematoma.

Sin embargo, apenas cuarenta y ocho horas después del ingreso en la uci, la presión cerebral volvió a crecer y un nuevo tac reveló un edema cerebral en el hemisferio derecho. Esto significa que el cerebro se llena de agua —se hincha— y si el edema es pequeño, no hay peligro inminente para el paciente, pero si ocupaba un gran trozo del cerebro puede causarle la muerte.

Lirio volvió a ser conducido a quirófano para realizar una craniectomía descompresiva. Este tipo de cirugía consiste en extraer un trozo considerable de hueso craneal y abrir la meninge de la zona cerebral comprometida para quitar la presión que tiene el cerebro debido al edema. El hueso retirado se envía al Banco de Huesos, donde se mantiene congelado a –70 grados los meses que haga falta hasta que pueda volver a colocársele al paciente.

Tras la intervención, la presión cerebral volvió al redil y los tacs de control que se hicieron las siguientes semanas confirmaron la desaparición del edema cerebral. Parecía que todo iba mejor, por lo que se comenzó a rebajar la sedación, manteniendo el tubo de respiración artificial, hasta ver el grado de respuesta del nivel de consciencia de Lirio.

El marido de Yolanda conseguía abrir los ojos e incluso respirar por sí mismo, pero no era capaz de entendernos o mostrar algún tipo de interacción con nosotros o con su familia. Lirio, de treinta y siete años, se hallaba en estado vegetativo.

Después de varias semanas en la uci, se lo trasladó a la planta de Neurocirugía. Continuaba en estado vegetativo. Yolanda, su mujer, se pasaba horas y horas junto a él: dejó de trabajar para estar a su lado, ayudaba a las auxiliares de enfermería a asearlo, echaba una mano al fisioterapeuta con los ejercicios de rehabilitación del paciente encamado y explicaba a Lirio las cosas del día a día de su hija. Le ponía música, lo acariciaba, le hablaba... Estaba destrozada, por él y por la niña, pero no perdía la esperanza de que mejorase.

Con el transcurso de los meses, Lirio empezó a interaccionar con la gente y, especialmente, con su mujer. Era capaz de decir «sí» y «no», de seguir a alguien con la mirada. Podía mover, aunque de manera muy débil y con dificultades en el lado izquierdo, los brazos y las piernas en la cama. Estaba muy débil, había perdido casi toda la masa muscular y se nutría por vía enteral, a través de la nariz, pero poco a poco se veía algún avance. Aunque también, a medida que ganaba en comunicación con los demás, podíamos escuchar sus llantos y gritos de desesperación, de frustración por querer comunicarse más y no poder.

No sabíamos si le dolía algo físico o si le superaba ser consciente de la situación. No quería que Yolanda se despegase de su lado, era la única forma en la que permanecía calmado. Pero su convalecencia coincidió con un momento en extremo delicado en todo el planeta: estábamos viviendo la primera ola de la pandemia de COVID y la normativa hospitalaria prohibía las visitas. Estas directrices, necesarias para evitar contagios, eran, al mismo tiempo, un drama para la recuperación emocional de aquellos pacientes que, como Lirio, necesitaban estar acompañados y tener a su familia con ellos. En su caso, permitimos que Yolanda estuviese con su marido un ratito cada día. Cuando ella se iba, él no paraba de llorar y gritar.

No creo que Lirio se hubiese recuperado de la misma manera si Yolanda no hubiese estado allí, día a día, animándolo, mimándolo y reforzando la rehabilitación con él cuando terminaba el fisioterapeuta. No disponemos de ninguna estadística oficial, pero, por mi experiencia, los pacientes con un traumatismo craneal que quedan en un estado de conciencia muy pobre tienen, en general, una recuperación mayor en función del acompañamiento que reciben de sus familiares y amigos.

Yolanda no perdió nunca la compostura pese a la adversidad que le había deparado la vida. Siempre se mostró respetuosa y agradecida con todo el mundo, queriendo ayudar a su marido y a todas las personas que hacían que él estuviese bien atendido. Vivía solo para Lirio y su hija, a quien dejaba con unos familiares mientras ella estaba en el hospital o trabajando. Apenas dormía. Me apenaba muchísimo su situación porque estaba sufriendo lo indecible y no recibía consuelo de nadie. Ella sola tenía que tirar para adelante con todo.

—Yolanda, ¿cómo está tu hija? —me atreví a preguntarle un día.

—Piensa que su padre volverá pronto a casa —me dijo.

—¿Y qué piensas tú?

—No lo sé, doctora. Lo que veo es que Lirio va mejorando poco a poco y, aunque está muy mal y es como un bebé, quiero pensar que, si tenemos paciencia, podrá estar un poco mejor —auguró con más esperanza que certeza.

—Lo entiendes bien, Yolanda. Ya han pasado tres meses del accidente y, por la evolución clínica de Lirio, aunque pueda estar mejor, es posible que tengáis que haceros a la idea de que, aun siendo afortunados, no volverá a ser el Lirio de antes. ¿Tú cómo estás?

—Muy cansada. Apenas tengo tiempo de dormir, pero ahora mismo eso no me importa. Tengo que estar por mi marido y mi hija.

En las conversaciones casi diarias con Yolanda, en las que hablábamos de Lirio, pero también de la vida, me explicó que estaba viviendo en primera persona la importante labor que hacen los auxiliares de enfermería y que le gustaba. Cuando Lirio estuviese mejor, se planteaba formarse para dedicarse profesionalmente a ello.

Lirio tuvo, como ocurre en gran parte de los pacientes encamados y dependientes tras varios meses de hospitalización, algunas complicaciones infecciosas que hicieron enlentecer su evolución neurológica. Estábamos ya en el quinto mes de ingreso en planta cuando iniciamos la alimentación por boca con comida triturada, aunque el proceso estaba siendo lento. Conseguíamos también que aguantase sentado unas horas, pero era imposible mantenerlo en pie. Decía frases cortas, con sentido, en las que mostraba una gran tristeza y rabia. Era incontinente, por lo que llevaba pañal.

En esos tiempos, Lirio era muy demandante, sobre todo con Yolanda. Quería que estuviese con él todo el día y ella, con paciencia, intentaba explicarle que no podía ser porque tenía que trabajar y estar un rato con su hija, que ya había cumplido seis años. Pero Lirio no entendía ese razonamiento y su mujer empezaba a ver que, pese a la recuperación física progresiva que estaba experimentando, su marido no volvería a ser la persona de antes.

Es muy frecuente que, tras graves lesiones cerebrales —sea por un traumatismo, como le ocurrió a Lirio; o por hemorragias cerebrales espontáneas; o tras una cirugía de tumores cerebrales—, los pacientes tengan un comportamiento, una conducta e, incluso, una personalidad totalmente diferente a la que presentaban antes. Si conversas un rato con estos enfermos, puede pasarte desapercibido este aspecto, pero cuando hablas con las familias te exponen claramente que su allegado es como si fuese otra persona. Algunos pacientes, incluso, llegan a perder el amor y el afecto que sentían por sus seres queridos. Se viven situaciones de verdadero drama emocional en las familias.

—Doctora, no sé qué más puedo hacer con él —me contó desesperada Yolanda—. Me paso casi todo el día a su lado y aún quiere más, pero tengo que trabajar.

Yolanda lloraba ante mí por primera vez. Había cargado con demasiado peso durante mucho tiempo. Traté de consolarla.

—Yolanda, tranquila, estás haciendo más de lo que puedes, y tu salud también es importante. Tu hija y Lirio te necesitan, y eso significa que has de cuidarte. Cognitivamente, Lirio no está bien, así que no le tengas en cuenta lo que dice, mantén la calma y la paciencia.

—Es que esto está siendo eterno. Y muy lento —susurró apenada.

—Lo sé. Lirio ya empieza a estar en condiciones para poder recibir rehabilitación más intensa, pero antes queda una cirugía más, debemos recolocar el trozo de hueso del cráneo que quitamos.

—Me da miedo una operación más. ¿Es necesaria?

—Yolanda, entiendo lo que dices, pero ahora hay más riesgos de complicaciones por no llevar el trozo de hueso que por la cirugía.

La mayoría de los familiares no suele entender bien los motivos por los que se puede o no colocar de nuevo el hueso retirado cuando la presión cerebral estaba elevada. La verdad es que comprendo perfectamente sus dudas, porque es una suma de pros y contras, donde se ha de escoger en cada momento de la evolución del paciente lo que más pese en la balanza. Los motivos no son estéticos o de protección del cerebro en caso de caídas. Las complicaciones que principalmente nos preocupan y que pueden ocurrir al no tener un gran trozo de hueso es el acúmulo de líquido cefalorraquídeo (hidrocefalia), con consecuencias neurológicas de retroceso en las funciones recuperadas, empeoramiento de la fuerza del brazo o de la pierna, o ambos con o sin somnolencia (es lo que se conoce como el síndrome de la trefina). Por otra parte, someter a una nueva cirugía craneal a un paciente en una situación tan frágil implica también asumir el riesgo de una intubación, de un posible sangrado y de una potencial infección.

Una semana después de esa conversación, colocábamos el hueso craneal a Lirio. Pasaron algunos meses hasta que el marido de Yolanda consiguió ir a un centro de rehabilitación adecuado, donde permaneció unos meses ingresado y logró una buena recuperación. Era de los pacientes con traumatismo craneal que mayor evolución favorable habían obtenido partiendo de un estado vegetativo. Seguramente la edad había jugado a su favor, contribuyendo a la plasticidad neuronal, tan necesaria, para suplir las funciones que habían quedado dañadas tras la hemorragia cerebral y el daño al tronco cerebral. Realmente era casi un milagro ver su recuperación.

Lirio y Yolanda acudieron a una visita programada conmigo un tiempo después. Él había mejorado mucho: venía en silla de ruedas, pero podía caminar con andador o con ayuda; la conversación era lenta, pero todo lo que decía era coherente. Seguía triste por verse tan limitado.

—Has mejorado mucho, Lirio. ¿Cómo te sientes? —pregunté alegre de ver tal cambio.

—Mal, me tendría que haber muerto. No puedo hacer nada —repuso malhumorado.

—Pero ¡si estás mejorando mucho! Fíjate qué conversación estamos teniendo. Hace unos meses estabas en la cama del hospital y apenas hablabas —le recordé para que valorase todo lo que había avanzado, pero mis esfuerzos parecían vanos.

—Doctora, está enfadado con todo el mundo —intervino Yolanda—. Sobre todo, conmigo. Todo le parece mal. Tiene mucha rabia y ansiedad. Ya le están tratando para esto, pero no mejoramos mucho.

—Dejemos pasar un poco más de tiempo. Hay que tener paciencia...

—Doctora, yo no sé cuánto tiempo podré aguantar así —reconoció Yolanda, desmoronándose; era la segunda vez que lloraba delante de mí.

Yo intentaba transmitirles calma, que dejasen pasar tiempo, y tuviesen entereza y serenidad porque, realmente, no había mucho más que hacer y no sabía qué decirles para consolarlos. Me preocupaba Yolanda porque me daba cuenta de que estaba alcanzando el límite de su paciencia.

La vida, sin embargo, no les dio tregua y, a las

pocas semanas, volvíamos a hospitalizar a Lirio por una infección craneal bajo el hueso que se había colocado en la última cirugía, unos meses atrás. Llegó con un deterioro neurológico grave que requirió una cirugía de urgencia para extraer la infección e ingreso en la uci. Toda la mejoría que había conseguido ganar en los últimos meses se había perdido en un momento: volvía a estar intubado y con otro edema cerebral.

La historia se repetía: tres semanas en Cuidados Intensivos y vuelta a la planta de Neurocirugía, donde había pasado ya gran parte del año antes de irse al centro de rehabilitación especializado. Yolanda estaba derrotada.

La capacidad de recuperación de Lirio, no obstante, fue increíble de nuevo y, en unos meses, volvía a ser capaz de mantenerse en pie con el caminador, de conversar y comer por la boca. Así que volvió a ser trasladado a un centro de rehabilitación, donde permaneció tres meses.

Cuando nos vimos de nuevo en la consulta de Neurocirugía para una visita rutinaria, Lirio entró caminando por su propio pie. Estaba musculado y sonriente. Yolanda, en cambio, se mostraba apagada y taciturna.

—Lirio, ¡qué cambio tan extraordinario! —celebré perpleja por su recuperación.

—Sí, doctora. Voy al gimnasio cada día, levanto pesas, asisto a clases de baile y no hago más cosas porque la Yoli no me deja.

Yolanda intervino para aclarar:

—Doctora, quiere estar todo el día fuera de casa, pero aún no está en condiciones y piensa que pretendo limitar su vida. El otro día tardó cinco horas en llegar a casa desde que salió de las clases de baile, porque daba vueltas en el metro y no recordaba cuál era la parada de casa, por ejemplo.

—¿Qué más cosas ocurren? —pregunté preocupada.

—Se pasa el día peleándose con nuestra hija, como si tuviera su misma edad. La niña no entiende por qué su padre está así.

Le pregunté a Lirio si él también lo veía de ese modo, pero, en ese momento, se levantó de la silla y empezó a bailar.

—Doctora, es que yo quiero pasármelo bien y la Yoli no me deja.

Su mujer, exasperada, ya no sabía qué hacer ni qué decir ante la insólita escena que estaba ocurriendo en la consulta.

—Yo solo trabajo y estoy por él, como si de un segundo hijo se tratase, pendiente de que sepa volver a casa, de que no se meta en líos, de que tenga la comida preparada... Y él solo quiere pasarlo bien y, si no, se enfada —se justificó ella; la situación era insostenible para Yolanda—. Doctora, no reconozco a mi marido. No es la persona con la que yo me casé y formé una familia. Ese Lirio ya no está y está siendo muy duro...

—Entiendo perfectamente lo que explicas, Yolanda. La personalidad, el carácter y la conducta de Lirio, tras el daño cerebral que ha sufrido, han cambiado, aunque él no sea consciente de ello. Son las secuelas que le han quedado de todo lo que ha pasado.

Tenía a los dos en la consulta y consideré que esta explicación la debían escuchar ambos, para que pudiesen entender qué estaba ocurriendo y fuesen capaces de ponerse en el lugar del otro. La reacción de Yolanda fue de tristeza, lloraba. Lirio, sin embargo, no se inmutó, mantenía una sonrisa.

No sabía qué más decirles porque Yolanda tenía razón en todo lo que explicaba y era comprensible su desesperanza, pero Lirio era una víctima de sus secuelas, no podía hacer gran cosa: se había convertido en una persona diferente y esto no lo había escogido él, pero tampoco su mujer.

Yolanda quería irse unos meses a ver a su familia a Bolivia. Hacía años que no iba y necesitaba ser querida y cuidada. A su regreso, volvimos a tener una visita de control. Lirio estaba igual que la última vez, pero su mujer se sentía de mejor ánimo. Irse unos meses a Bolivia le había dado fuerzas y calma para intentar adaptarse a su nueva vida.

En nuestra experiencia como médicos, pasado un largo tiempo (más de un año), las secuelas relacionadas con el carácter y la conducta cambian poco. A veces, los cuidadores tienen la sensación de apreciar cierta mejoría en sus familiares, pero en la mayoría de los casos simplemente es una adaptación del entorno familiar a las nuevas circunstancias. Otras veces, ni siquiera hay tal aclimatación y la nueva vida del enfermo aboca a graves crisis familiares. Es muy difícil, por no decir casi imposible, tratar estos cambios de carácter y conducta después de un traumatismo craneoencefálico. La psicoterapia puede ayudar un poco, durante un tiempo, a modular estas secuelas en algunos pacientes. Pero no hay una varita mágica para volver atrás. Como neurocirujana, creo que el acompañamiento y la empatía de las familias con el paciente en esta nueva etapa de sus vidas también es un tratamiento en sí mismo.

EPÍLOGO

Me propusieron hacer un epílogo donde contase un día cualquiera. Según mi editor, es una forma extraordinaria de acabar el libro. Yo no lo sé, porque no soy escritora ni tampoco gran lectora de libros divulgativos —prácticamente solo leo sobre neurociencia y neurocirugía—, así que haré lo que me han pedido y redactaré cómo va, por ejemplo, el día de hoy.

Son las 16.43 y antes de empezar a escribir este texto he estado informando al marido de una paciente que hemos operado hoy. La cirugía ha ido bien, entendiéndose por «bien» que la paciente se ha despertado de la intervención sin nuevos déficits y creemos que hemos podido extraer todo el tumor. Pero el problema no radica en la operación en sí, sino que se trata de un tumor maligno que ha recidivado en pocos meses tras los mejores tratamientos posibles y eso significa que es muy agresivo y, probablemente, la expectativa de vida sea inferior a un año. La conversación con el marido no ha sido larga porque ya hemos tenido varias charlas previas con él a solas, con él y las hijas, con él y la paciente, y todos conocen la situación.

La paciente estuvo valorando las opciones de solicitar la eutanasia o afrontar de nuevo los tratamientos oncológicos y optó por lo segundo. Están emocionalmente agotados, lo que hace difícil mantener una conversación equilibrada para ofrecer ánimo y no caer en la condescendencia. He acabado, como lo hago alguna que otra vez, parafraseando a Viktor Frankl: «Cuando ya no podemos cambiar una situación, la vida nos desafía a cambiarnos a nosotros mismos. Considero que esta forma de ver las cosas puede dar algo de paz cuando la realidad te hace casi imposible encontrarla».

Mientras escribo este epílogo, aprovecho para almorzar algo. Siempre lo hago en mi despacho, para amortizar tiempo y comer algo más sano. Creo que jamás he visitado el comedor laboral. Me suelo preparar por las mañanas, antes de salir de casa, la comida que voy a necesitar para pasar el día. Nada muy elaborado, pues cocinar a las 5.30 de la mañana y presagiando un atasco monumental para entrar en Barcelona (vivo a las afueras) no permite demasiados remilgos con las elaboraciones culinarias.

Cuando una cirugía es larga, como la de hoy, a veces me preguntan cómo aguantamos sin ir al baño ni beber durante tantas horas seguidas —hoy han sido siete—. Pues, sinceramente, creo que cuando estás muy concentrado, se te olvidan incluso las necesidades básicas, como beber y orinar.

La secretaria ya se ha marchado a casa, pero me ha dejado una hoja con todas las cosas que tengo pendientes antes de irme: devolver llamadas telefónicas a varios pacientes, hacer un informe urgente y revisar la programación quirúrgica y la distribución de actividad de la próxima semana porque no somos personal suficiente. Abro el mail del hospital y tengo veintisiete correos electrónicos pendientes de leer. Abro el buzón de Gmail y hay otros diecinueve mensajes pendientes. Miedo me da mirar el móvil: veintidós wasaps que aún no he leído.

Como todos los miércoles, estoy de guardia. Pese a mi edad, me sigue gustando hacer guardias porque me aportan una óptica diferente de la neurocirugía. Suelo realizar doce guardias al mes. Son localizadas, lo que quiere decir que puedes irte del hospital, a no más de treinta minutos de distancia, pero pueden llamarte en cualquier momento. En las guardias tienes que tomar decisiones rápidas, de manera resolutiva y, a veces, la situación es bastante compleja. Pero todo eso me parece un reto estimulante y me gusta.

Son las 20.47. He acabado de hacer todas las tareas pendientes, las indicadas por la secretaria, las de los mails, los wasaps e incluso varias relacionadas con la guardia. Estoy cansada; más que físicamente, estoy saturada a nivel mental. Necesito irme. Ojalá no tenga que volver, pero estoy de guardia y podría pasar. Mañana, además, tengo la agenda repleta y necesitaría dormir (las guardias localizadas no te permiten librar al día siguiente, aunque trabajes por la noche).

Conduciendo por la autopista para casa, pensando en las tareas que tengo para mañana, me llaman desde la centralita del hospital. Por un momento, pienso que tengo que coger el desvío de la autopista y regresar. Pero no, solo querían confirmar un antibiótico pautado esta mañana a un paciente.

Llego a casa. Pasan de las 21.40. Me reciben mis dos gatas, quieren un poco de atención y comida. Ceno un vaso de leche y una pieza de fruta mientras intento dar algo de afecto a las felinas. Me doy un baño y hago recapitulación del día, de lo malo y lo emocionalmente más relevante, de cómo me siento en estos momentos. Como una especie de *mindfulness*.

Intento dormir. Siempre me cuesta poner el modo *off*. Digo a Alexa que ponga sonidos de mar. Me trasladan a Maldivas y la mente se queda en blanco. Tengo paz. Estoy feliz.

AGRADECIMIENTOS

A toda la buena gente con la que me he cruzado, me cruzo y me cruzaré en este corto camino que llamamos vida.